Fit und vital
statt müde und schlapp

Margrit Sulzberger

Fit und vital statt müde und schlapp

Die 10 Regeln zur Behandlung von Erschöpfung und Müdigkeit

Mit 80 Kochrezepten

AT Verlag

Inhaltsverzeichnis

6   Vorwort

9   **Energie hat viele Gesichter**

- **10**   Körperenergie
- 10   Energieproduktion über die Stoffwechselfunktionen der Enzyme
- 12   Energieproduktion über die Ernährung
- 12   Energiesteuerung über das vegetative Nervensystem
- 14   Energiesteuerung über Energiezentren
- **15**   Psychische Energie
- 15   Welche Glaubenssätze leiten mich?
- 16   Welcher Energietyp bin ich?
- **18**   Externe Energie

21   **Gründe des Energieverlusts und Behandlungsmöglichkeiten**

- **22**   Psychische Probleme erkennen
- 22   Charakter als Schlüssel
- 23   Konflikte erkennen und bearbeiten
- **25**   Chronische Krankheiten zehren an der Lebenskraft
- 26   Allergien
- 28   Chronische Intoxikation durch Schwermetalle
- 28   Pilzbefall
- 28   Chronische Verdauungsbeschwerden
- 29   Chronische Schmerzen
- **30**   Schlafprobleme als grosse Energieräuber
- 31   Einschlafstörungen
- 32   Durchschlafstörungen
- **33**   Energiemangel durch Stoffwechselprobleme
- 33   Vitalstoffmangel
- 33   Hyperinsulinismus
- 35   Eiweissmangel
- 37   Übersäuerung
- **38**   Zu viel Sport ist ungesund
- **40**   Stress: zu viel Anspannung – zu wenig Entspannung
- 40   Die negativen und die positiven Seiten von Stress
- 41   Die Reaktion auf Stress: Flucht oder Kampf
- 42   Was bewirken die Stresshormone im Körper?

42	Hormondrüsen-Unterfunktion
45	Fragebogen: Stehen Sie unter Stress?
47	Stress und Vitalstoffmangel
48	Wie reagieren wir bei Dauerstress?
48	Was können wir tun bei Stress?

53 Burnout und CFS – die totale Erschöpfung

53	**Burnout – das langsame Erlöschen der Energie**
54	Behandlung von Psyche und Körper
55	**CFS – die Steigerung des Burnout**
55	Die häufigsten Symptome bei CFS
56	Die Ursachen von CFS
56	Schwächung des vegetativen Nervensystems
57	Schwächung des Hormonsystems
59	Schwächung des Immunsystems
60	Schwächung des Stoffwechsels allgemein

63 Wie kann ich Erschöpfung und Müdigkeit behandeln?

63	Vitalstoffe, die für die Fitness zuständig sind
67	Pflanzen, die bei Stress, Unruhe und Erschöpfung helfen
69	Die 10 Basisregeln zur Behandlung von Erschöpfung und Müdigkeit
70	Vitalstoffplan
72	Ernährung bei Erschöpfung und Müdigkeit

76 Die Rezepte

76	Frühstücksideen
86	Salate und Lunches
98	Fleischgerichte
120	Fischgerichte
132	Gemüsegerichte
156	Desserts

164	Rezeptverzeichnis
165	Literaturverzeichnis

Vorwort

Müdigkeit oder die Energiekrise des Individuums

In meiner Praxis beobachte ich seit einigen Jahren, dass die Mehrheit meiner Klienten und Klientinnen nicht nur über körperliche Symptome wie Allergien, Verdauungsbeschwerden und Ähnliches klagt, sondern immer auch das Thema Müdigkeit oder sogar Erschöpfung erwähnt. Wer also permanent müde, abgespannt, ausgebrannt und ständig gereizt ist und durch keines der bekannten Mittelchen wieder in Schwung kommt, kann sich zur weltweit wachsenden Gruppe der chronisch Müden und Erschöpften zählen. Es muss sich ja nicht gerade um die Extremformen des Burnout oder des CFS (Chronic Fatigue Syndrome, auf deutsch: chronisches Müdigkeitssyndrom) handeln; schon die am häufigsten vorkommenden Vorformen genügen, einem die Lebensfreude zu rauben.

Inzwischen habe ich zu diesem Thema, das mir in der Praxis alltäglich begegnete, ein Tagesseminar für Naturheilärzte und Therapeuten ausgearbeitet und dieses nun zu diesem Buch erweitert. Das Thema hatte lange im Untergrund geschwelt; die davon Betroffenen wurden oft als Hypochonder abgefertigt, und die ärztlich anerkannten CFS-Patienten betrachteten sich meist als unheilbar. Eines der zuletzt erschienenen Bücher zum Thema schildert den Fall eines Journalisten, der aufgrund seines Burnouts monatelang arbeitsunfähig war und dann nur noch eine zeitlich begrenzte Stelle annehmen konnte. Das Problem wird meistens als psychisches Überarbeitungssyndrom angegangen, und bisher hat niemand beachtet, dass begleitend auch Stoffwechselprobleme bestehen – nämlich eine Nebennieren-Unterfunktion und Hyperinsulinismus sowie eine Schwächung des vegetativen Nervensystems – die sehr wohl behandelt werden können.

Das Studium des Stoffwechsels ist für mich eine Leidenschaft, und ich habe dazu viele Bücher – allerdings aus Amerika – gelesen, die Themen bearbeiten, die bei uns noch weitgehend unbekannt sind oder es bis vor kurzer Zeit noch waren. So kam ich über meine Polymyalgie auf das Thema Cortison und Nebennierenerschöpfung und über den damals ausgebrochenen Hyperinsulinismus auf das Thema der Müdigkeit durch Störungen des Zuckerstoffwechsels. Zum zweiten Thema habe ich in der Zwischenzeit ein Buch veröffentlicht, «Schlank durch den glykämischen Index», und das Thema der Nebennieren-Insuffizienz wird in diesem Buch genau erklärt. Meine eigenen Erfahrungen und Schlussfolgerungen auf diesem Gebiet haben mir zwei amerikanische Autoren bestätigt, beides Ärzte, die es gewagt haben, selbständig zu denken und eigene Thesen über die Rolle der Nebennieren im Zusammenhang mit Müdigkeit aufzustellen.

Dieses Buch soll dem Laien Wege aufzeigen, seine Müdigkeit genauer zu analysieren und sich auf der körperlichen Ebene über Ernährung und Einnahme von Vitalstoffen selbst zu helfen. Im Sinne einer ganzheitlichen Sicht werden dabei selbstverständlich auch psychisch-geistige Ansätze zur Lösung des Problems erwähnt. Ich vermeide in diesem Buch wie in allen meinen anderen konsequent medizinische Fachausdrücke; dies bedeutet aber nicht, dass meine Thesen nicht wissenschaftlich fundiert sind. Da die heutigen Patienten meist um möglichst viel Wissen über ihren Körper und seine Funktionen bemüht sind, soll ihnen dies nicht durch unnötig komplizierte Fachbegriffe erschwert werden.

Ich wünsche Ihnen beim Lesen dieses Buches möglichst viele Aha-Erlebnisse und die Kraft, Ihre Erkenntnisse in die Tat umzusetzen, sei dies über eine Ernährungsumstellung, die Einnahme von Vitalstoffen, die Absolvierung einer geeigneten Therapie – oder vielleicht alle drei! Meine besten Wünsche und Gedanken begleiten Sie dabei.

Die 10 Basisregeln zur Behandlung von Erschöpfung und Müdigkeit

1. Die wichtigste Regel: Essen Sie über Mittag nie Kohlenhydrate, das heisst kein Brot, keine Teigwaren, keinen Reis, keine Kartoffeln, kein Müesli, keine Süssigkeiten, keine Süssgetränke!
Zum Ernährungsplan siehe Seite 72ff.

2. Nehmen Sie mindestens eine Multivitamin-Multimineralstoff-Tablette pro Tag.
Siehe Vitalstoffplan Seite 70f.

3. Nehmen Sie zusätzlich eine B-Komplex-Tablette oder -Brausetablette.
Siehe Vitalstoffplan Seite 70f.

4. Kontrollieren Sie Ihren Säure-Basen-Haushalt!
Siehe Seite 37.

5. Erkennen und bearbeiten Sie Ihre energieraubenden Konflikte.
Siehe Seite 23ff.

6. Behandeln Sie bestehende chronische Krankheiten ganzheitlich!

7. Sorgen Sie dafür, dass Sie genügend Zeit für Erholung und Schlaf haben, und zwar täglich!

8. Beheben Sie bestehende Stoffwechselprobleme!
Siehe Seite33ff.

9. Analysieren Sie, ob Sie unter Stress stehen.
Siehe Fragebogen und Massnahmen Seite 45ff.

10. Bei Burnout sind unbedingt auch die Nebennieren zu behandeln.
Siehe Vitalstoffplan Seite 70f.

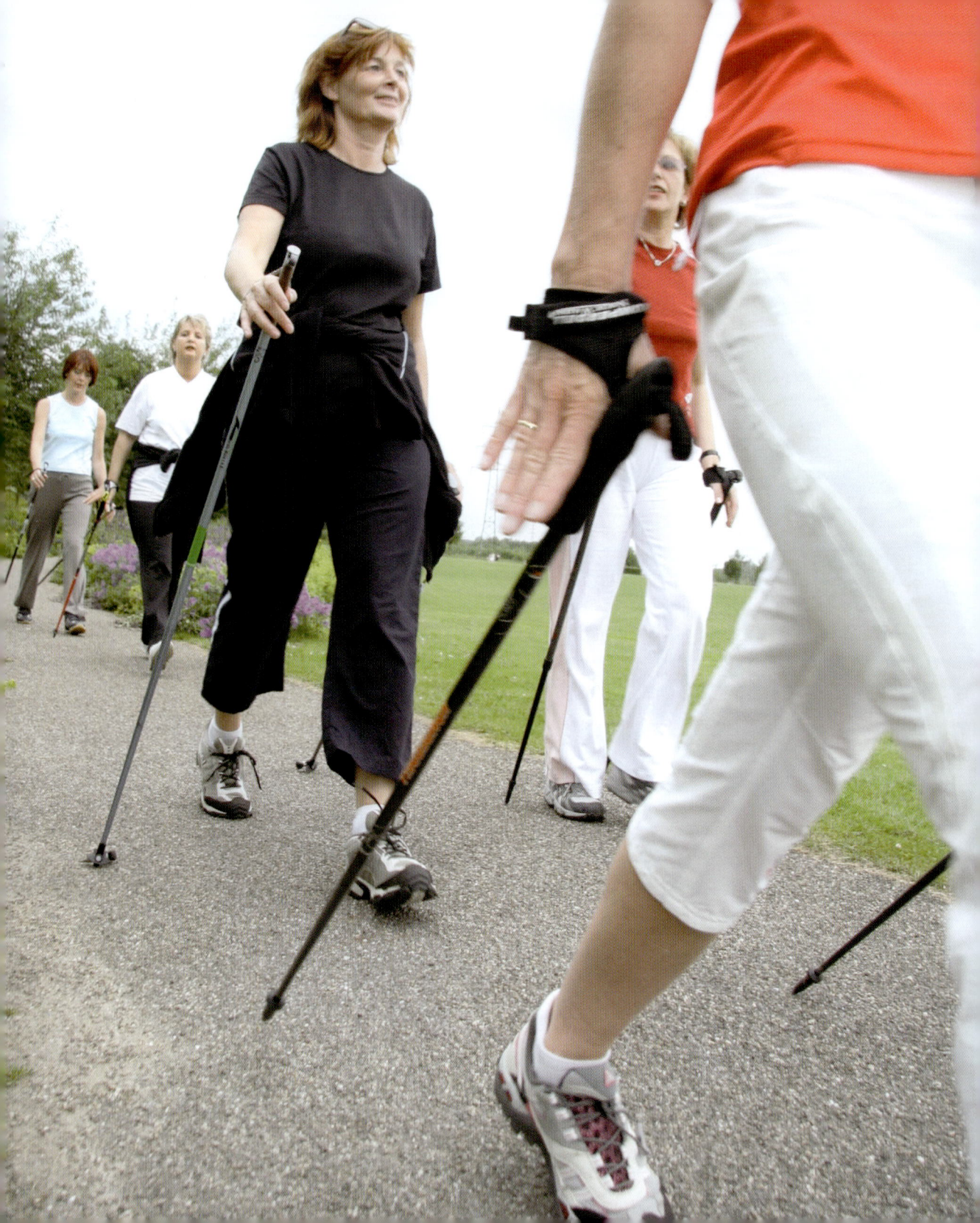

Energie hat viele Gesichter

Müdigkeit, Erschöpfung, Burnout, Chronic Fatigue Syndrome (CFS) oder wie immer wir es nennen wollen, haben alle mit einem *Energiemangel* zu tun. Wir bekommen plötzlich von unserem Körper Grenzen gesetzt, die wir vorher nicht bemerkt hatten. Sei es, dass die Muskeln schlapp machen, dass wir uns nicht mehr konzentrieren können, dass wir ständig müde sind, dass das Gedächtnis nachlässt, dass uns anhaltende Unlustgefühle bis hin zu Depressionen belasten oder dass wir feststellen, einfach das, was wir bisher ohne Schwierigkeiten bewältigten, nicht mehr leisten zu können.

Fallbeispiel

Patientin H. ist 51 Jahre alt, von Beruf Ballettlehrerin und sieht mindestens zehn Jahre jünger aus, nämlich fit und gut trainiert. Sie hat aber starke Erschöpfungszustände, besonders nach dem Mittagessen. Die Verdauung macht ihr Probleme und sie hat öfter Blähungen. Sie fragt sich, ob sie vielleicht Darmpilze hat. Seit ein paar Jahren hat sie Probleme mit der Atmung und seit zwanzig Jahren leidet sie an Kopfschmerzen. Sie hat Sorgen mit ihren Eltern und kann seit Jahren nicht mehr gut schlafen.

Nach meiner langjährigen Erfahrung sehe ich bei ihr die typischen Symptome, die vor einem richtigen Burnout auftreten: Erschöpfungszustände durch jahrelange Überaktivität (berufstätig, Mutter, Ehefrau) und durch einen sogenannten Hyperinsulinismus, das heisst einen chronisch tiefen Blutzucker, hervorgerufen durch eine vorwiegend kohlenhydratreiche Ernährung; dazu Verdauungsprobleme (= Störungen der Energieaufnahme),
nervliche Erschöpfung (Schlafprobleme). Erschwerend kam bei ihr noch eine langjährige, nicht entdeckte Allergie hinzu, die Hustenanfälle und Atemprobleme bewirkte und damit – wie wir später sehen werden – auch die optimale Energieumsetzung erschwerte.

All ihre Symptome hätte man schon früher behandeln können, aber sie hatte sich an sie gewöhnt und sie mit ein paar Tabletten und mit eiserner Willenskraft so weit im Griff, dass sie die Beschwerden nicht allzu stark behinderten. Erst als sie merkte, dass sie nicht mehr genügend Kraft hatte, ihren Beruf auszuüben, schlugen bei ihr die Alarmglocken, und sie kam zur Abklärung in meine Praxis.

Durch die Behandlung mit Vitalstoffen und pflanzlichen Mitteln und eine Änderung ihres Tages- und Stundenplanes verbesserte sich ihr Energiehaushalt innerhalb von einigen Monaten wieder so weit, dass sie ihr Befinden selbst als «super» bezeichnete.

Die Wissenschaft streitet sich schon lange über den Begriff und die Herkunft von Energie. Dr. med. Reimar Banis schreibt in seinem hochinteressanten Buch «Durch Energieheilung zu neuem Leben», dass «die Physik bis in die Zeit von Einstein den Begriff des ‹Äthers› benutzte, um den Begriff der feinstofflichen Lebensenergie zu beschreiben». Als Lebenskraft verhilft sie dem Menschen, wie ihr Name sagt, zu Leben und zu Kraft. Seit je und überall auf der Welt versuchten Forscher und spirituelle Führer dieser Lebenskraft auf die Spur zu kommen. In Indien wird sie *prana* genannt, in China *chi,* im Englischen spricht man von *subtle energy* und im deutschsprachigen Raum von Äther oder eben Lebensenergie.

Leben ist Jagd nach Energie oder, zugespitzter formuliert: Unser Überleben hängt davon ab, wie viel Energie wir uns jeden Tag holen können.

Wenn wir von Energie sprechen, denken wir zuerst an die körperliche Energie, die wir vor allem aus unserer Nahrung beziehen. Doch die Nahrung ist bei weitem nicht unsere einzige Energiequelle. Es gibt neuerdings Berichte und Bücher von Menschen, die behaupten, ganz ohne Nahrung auszukommen, und dabei fit und munter sind.

Man kann drei verschiedene Quellen von Energie unterscheiden:

Körperenergie: Wir nehmen über die Nahrung Energie auf und produzieren damit über den Stoffwechsel unsere körpereigene Energie; wir steuern unsere Energie und wir geben schliesslich auch Energie ab.

Psychische Energie: Je nach Veranlagung (Vererbung) haben wir mehr oder weniger psychische Energie zur Verfügung. Unsere psychische Veranlagung bestimmt auch, wie wir mit unserer Energie umgehen, wie wir unser Leben gestalten und wie wir unsere Energie in unserem Lebensplan umsetzen.

Externe Energie: Sonnenlicht, Geomagnetfelder, Musik, Farben usw. üben alle einen Einfluss auf uns aus und können uns Energie spenden beziehungsweise nehmen.

Im Folgenden werden wir diese verschiedenen Energiequellen genauer betrachten. Versuchen Sie dabei herauszufinden, welche Energieebenen bei Ihnen gestört sein könnten, das heisst, beziehen Sie das Nachfolgende immer auf sich selbst und Ihr Leben.

Frage:
Welche Energieebenen könnten bei Ihnen gestört sein?
Versuchen Sie das Folgende immer auf sich selbst zu beziehen.

Körperenergie

Energieproduktion über die Stoffwechselfunktionen der Enzyme

Unser Körper produziert ununterbrochen, sowohl am Tag wie auch nachts im Schlaf verschiedene Arten von Energie. Zuerst einmal versorgt er uns über den Stoffwechsel in den Mitochondrien unserer Zellen mit sogenanntem ATP, Adenosintriphosphat, einer chemischen Form von Energie, die uns wie ein «Haus-Kraftwerk» für alle unsere Stoffwechselprozesse mit Energie versorgt. Wir produzieren in unseren Zellen auch unsere eigene Körperwärme. Ob Tag oder Nacht, ob mit Kleidern oder ohne, ob am Nordpol oder am Äquator ist unser Körper immer auf eine konstante Temperatur von 37 Grad eingestellt; und um diese zu erhalten, braucht es Energie. Wir produzieren im Gehirn unsere eigene Energie zum Denken, und natürlich produzieren wir unsere Muskelkraft.

Einige Beispiele, um die enormen Leistungen, zu denen unser Organismus unter normalen Bedingungen fähig ist, zu verdeutlichen:
- Pro Tag werden etwa 70 Kilogramm ATP auf- und abgebaut.
- Eine einzige Zelle verfügt über rund 3000 Enzymsysteme.
- Stoffwechselvorgänge, das heisst Enzymaktivitäten werden mit einer Frequenz von 6,25 x 1012 Hertz gesteuert. Diese enorm hohe Geschwindigkeit erlaubt jeder Zelle zwischen 30 000 und 100 000 chemische Reaktionen pro Sekunde.
- In 12 Stunden sterben 500 Milliarden Zellen ab und werden wieder neu gebildet.
- Pro Stunde werden 200 Millionen Erythrozyten (= rote Blutkörperchen) neu gebildet.

All diese enormen Leistungen werden von Enzymen gesteuert. Ohne Enzyme geht in einem lebenden Organismus fast gar nichts: Kein Muskel bewegt sich, kein Nahrungsmittel kann verdaut oder in den Zellen zu Energie umgewandelt werden; sogar mit dem Wasser und dem Sauerstoff der Atemluft kann der Körper ohne Enzyme nichts anfangen. Wir müssten ersticken, verdursten und verhungern, wenn nicht Tausende dieser Biokatalysatoren in unserem Organismus ständig am Werk wären.

Enzyme, von denen es rund 2500 gibt, bestehen aus Eiweissen. Sie wirken nur unter bestimmten Voraussetzungen, wobei die Temperatur eine entscheidende Rolle spielt. Kälte inaktiviert die Enzyme (Beispiel Tiefkühlen); bei ausreichender Temperatur werden sie aber wieder aktiv. Wärme hingegen vertragen sie nur bis zu einem gewissen Grad. Eine zweite wichtige Voraussetzung für die optimale Wirkung der Enzyme ist der Säuregrad des Milieus, in dem sie wirken sollen. Wenn sich das Säure-Basen-Verhältnis im Körper verschiebt (z.B. bei Übersäuerung), wird auch die Wirkung der Enzyme herabgesetzt.

Frage:
Sind Sie übersäuert?
Testen Sie es!
Mehr dazu Seite 37f.

Die meisten Enzyme benötigen, um arbeiten zu können, sogenannte Co-Enzyme. *Vitalstoffe (Vitamine und Mineralstoffe)* sind solche Katalysatoren oder Co-Enzyme, die an der Tätigkeit der Enzyme beteiligt sind. Oder besser gesagt: Ohne sie können die Enzyme nicht arbeiten. Die Vitalstoffe sind also in allen Lebensprozessen als Co-Enzyme mitbeteiligt. Sie haben eine dynamische Funktion; es geht dabei um Tätigkeit, um *Energie* und nicht um Substanz.

Vitalstoffe (Vitamine und Mineralstoffe) fördern die Energieproduktion.

Sie erfüllen katalytische Funktionen, das heisst, sie regen Prozesse an und wirken in sogenannten Enzymketten. Wenn ein einziges Enzym innerhalb einer solchen Kette nicht richtig funktioniert – z.B. als Folge eines Vitamin- oder Mineralstoffmangels oder aufgrund einer Blockade durch Antimetabolite, sogenannte Enzyminhibitoren –, dann können auch alle anderen an der Kette beteiligten Enzyme nicht mehr weiterarbeiten.

Frage:
Wissen Sie, ob Ihre Nahrung genügend Vitalstoffe enthält? Mehr dazu Seite 33.

Das bedeutet: Zur körperlichen Energieproduktion benötigen wir permanent sämtliche Vitalstoffe (Vitamine und Mineralstoffe), damit die Enzyme, unsere Energieproduzenten, richtig arbeiten können. Die Versorgung des Körpers mit diesen Stoffen über die Nahrung ist heute oft aus verschiedenen Gründen nicht mehr gewährleistet. Die regelmässige Einnahme von Multivitamin- und Mineralstofftabletten in niedriger Dosierung ist deshalb bei allen Müdigkeitserscheinungen von erster Wichtigkeit.

Energieproduktion über die Ernährung

Die Körperenergie können wir durch unsere Ernährung beeinflussen. So gibt uns das Zuführen von Kohlenhydraten Muskelkraft und verstärkt das Denkvermögen. Zur Enzym- und zur Muskelbildung – in den Muskeln wird am meisten Energie produziert – benötigen wir aber Eiweiss. Erwachsene Frauen mit gut ausgebildeter Muskulatur benötigen täglich 40 bis 60 Gramm Eiweiss, Männer zwischen 60 und 100 Gramm Eiweiss. War man noch bis vor ein paar Jahren der Meinung, in der westlichen Welt würde zu viel Eiweiss gegessen, begegne ich heute in der Praxis oft dem Gegenteil. Je mehr die Ernährung in Richtung Vegetarismus geht, desto öfter kommt es zu Eiweissmangel.

Bei vielen meiner Klienten und Klientinnen und oft gerade bei jenen, die sehr gesundheitsbewusst leben, besteht der Speiseplan fast nur aus Kohlenhydraten. Sie essen zum Frühstück ein Brötchen, Cornflakes oder Müsli, als Zwischenverpflegung ein Gipfeli oder eine Frucht, zum Mittagessen ein Sandwich, am Nachmittag eine Frucht oder eine Süssigkeit und abends einen Salat und einen Teller Pasta.

Frage:
Essen Sie 3- bis 5-mal am Tag Kohlenhydrate?
Lesen Sie das Kapitel «Hyperinsulinismus» auf Seite 33ff. genau durch!

Auch wenn all diese Mahlzeiten aus gesunden biologischen Produkten bestehen, ist eine solche Ernährung einseitig und zu sehr mit Kohlenhydraten belastet. Wer über Jahre hinweg einen solchen Speiseplan befolgt, wird unweigerlich in einen *Hyperinsulinismus* geraten, der zu starken Blutzuckerschwankungen, grosser Müdigkeit, Konzentrationsstörungen, chronischen Blähungen bis hin zu Heisshunger auf Süssigkeiten und eventuell Schwindelanfällen führt. Statt Energie zu produzieren, führt ein solcher Essplan zu Müdigkeit und Erschöpfung. Genaueres dazu Seite 37ff.

Energiesteuerung über das vegetative Nervensystem

Das vegetative Nervensystem versorgt das Drüsensystem, die inneren Organe und das Herz mit Energie und Information. Es ist unter anderem verantwortlich für Blutkreislauf, Herztätigkeit, Atmungsfrequenz, Blutdruck, Körpertemperatur, Kontrolle der Magensaftsekretion, der Darmtätigkeit usw. Es arbeitet mit dem Hormonsystem zusammen und wird durch den Hypothalamus und den Hirnstamm kontrolliert.

Das vegetative Nervensystem besteht aus zwei Strängen:
- Sympathikus und
- Parasympathikus oder Vagus

Volkstümlich ausgedrückt ist der Sympathikus derjenige Teil des vegetativen Nervensystems, der Gas gibt, der unsere Organe mit Energie versorgt und antreibt, während der Vagus die Aufgabe hat, die Sympathikus-Energie zu bremsen. Für ein harmonisches Zusammenspiel sollten beide Stämme in etwa gleich stark sein.

Der Sympathikus regiert also sozusagen bei Tätigkeit, der Vagus übernimmt im Ruhezustand. Überwiegt über Jahre die tätige Phase im Leben eines Menschen, während der Vagus durch zu kurze Ruhephasen, zu wenig Schlaf und zu wenig Entspannung zu kurz kommt, werden beide Systeme in ihren jeweiligen Aktivitäten gebremst.

Frage:
Machen Sie genügend Entspannungspausen?

Heutzutage ist bei den meisten Menschen der Vagus schwächer als der Sympathikus. Daher *überschießt der Sympathikus* in seiner Tätigkeit: Er regt die Magensäureproduktion zu stark an, mit den bekannten Folgen von saurem Aufstossen, Magenbrennen bis hin zu Magenschleimhautreizungen. Bei vielen Menschen treten auch Herzrhythmusstörungen oder chronischer Durchfall auf. Da das vegetative Nervensystem auch die Körpertemperatur reguliert, kommt es zu übermässigem Schwitzen, besonders nachts. Generell herrscht das Gefühl, gestresst zu sein, alles wird einem zu viel, und man neigt dazu, sich chronisch überlastet zu fühlen.

Besonders gut sichtbar ist der chronische Schlafmangel und die daraus folgende nervliche Schwäche bei Frauen nach der Geburt eines Kindes.

Fallbeispiel
Patientin M. H. hat zwei Kleinkinder. Sie leidet seit vielen Jahren unter Allergien und seit einiger Zeit auch unter einem lästigen Nesselfieber mit chronischem Juckreiz, Ameisenlaufen im ganzen Körper und Panikanfällen. Ausserdem leidet sie unter Unruhe, Nachtschweiss und Durstgefühlen, hat wenig Reserven und klagt über Müdigkeit und Verdauungsstörungen; sie ist nervlich am Ende. Sie berichtet, dass es bei beiden Kindern Jahre gedauert habe, bis sie nachts nicht mehr aufwachten, und dass ihr Sohn sehr aktiv sei. Nach der Geburt ihres ersten Kindes hatte sie ihre Arbeit (einen akademischen Beruf) aufgegeben, um sich ganz dem Kind zu widmen. Nun wird sie von ihrem schlechten Gewissen geplagt, da sie eigentlich viel lieber wieder ausser Haus in ihrem Beruf arbeiten würde. Die Tests ergaben, dass sie unter einer echten Depression leidet und dass ihr vegetatives Nervensystem durch jahrelangen Schlafmangel stark geschwächt ist. Ihr Nesselfieber ist eine sogenannte Pseudoallergie auf biogene Amine, die mit der vorübergehenden Meidung der entsprechenden Lebensmittel, der Regulierung des Säure-Basen-Haushalts und entsprechenden Pflanzen zur Stärkung des vegetativen Nervensystems leicht geheilt werden konnten.

Frage:
Haben Sie das Gefühl, nervlich geschwächt zu sein? Dann befolgen Sie die Anweisungen rechts.

Ein geschwächtes vegetatives Nervensystem lässt sich mit pflanzlichen Präparaten wie Melisse, Baldrian oder Hafer stärken. Viele Apotheken und Drogerien haben eigene Mischungen. Ich verschreibe meistens die altbewährten «Zellers Herz- und Nervendragees» (4 Dragees vor dem Schlafengehen) oder spagyrische Mischungen. Da sie müde machen, hat es sich bewährt, die Tropfen oder Dragees nicht über den Tag verteilt, sondern die doppelte Dosis vor dem Schlafengehen einzunehmen. Zusätzlich ist es wichtig, die Ruhezeiten zu verlängern, das heisst mehr zu schlafen und mehr Pausen einzulegen. Ideal ist ein kurzer, 20-minütiger Mittagsschlaf. Siehe auch Seite 63ff.

Geschwächt wird das vegetative Nervensystem auch durch alle aufputschenden Getränke wie Kaffee, Schwarztee, Grüntee, Pfefferminztee, alle Cola-haltigen Getränke und durch Alkohol. Da man gerade bei Erschöpfung oft zu diesen Getränken greift, gerät man dadurch in einen Teufelskreis: Man schwächt seine Nerven durch das, womit man sie kurzfristig aufputscht!

Energiesteuerung über Energiezentren

Die indische und die traditionelle chinesische Medizin gehen von Energiezentren, den Chakren und Akupunkturpunkten, und den dazugehörigen Meridianen aus. Sie kennen entsprechende Therapieformen zur Anregung beziehungsweise Regulierung der Energie: Chakrenbehandlung, Atemtherapie, Akupunktur oder Meridianausgleichsmethoden, wie etwa Shiatsu. Ausführlichere Erklärungen dazu würden in diesem Buch zu weit führen. Aber es gibt eine grosse Menge weiterführender Literatur zu diesem Thema.

Psychische Energie

Während die Körperenergie sich in der Körperkraft ausdrückt, dient die psychische Energie dazu, diese Körperkraft zu steuern und ihr unter Umständen auch einen anderen Ausdruck zu geben. Die psychische Energie kann sich in verschiedenster Form manifestieren, zum Beispiel:

	+	−
körperliche Konstitution	energiestark	energieschwach
psychische Grundeinstellung	*Optimismus*	*Pessimismus*
	Freude	Trauer, Sorgen
	Motiviertheit	Interesselosigkeit
	Ehrgeiz	Gleichgültigkeit
	Zielgerichtetheit	Ambivalenz
	Willenskraft	Willensschwäche
	Flexibilität	Sturheit
	Verantwortungsgefühl	Verantwortungslosigkeit
	Glaubenskraft, Gebet	Angst

Ich erlebe es in meiner Praxis immer wieder, wie energieschwache Menschen durch eine oder mehrere positive Grundeinstellungen über viele Jahre ein grosses Mass an Körperenergie mobilisieren können. Verschiedene psychologische Therapieformen beruhen darauf, dass mit den Klienten positive Glaubenssätze entwickelt und ausgearbeitet werden, um Lebenskrisen besser zu meistern. Bekannte Beispiele sind Motivationstherapien, NLP (neurolinguistisches Programmieren), die Coué-Methode oder das positive Denken nach Murphy.

Welche Glaubenssätze leiten mich?

- Bin ich mehrheitlich optimistisch eingestellt? Oder befürchte ich immer das Schlimmste?
- Kann ich mich schon an Kleinigkeiten freuen oder mache ich mir bei jeder Gelegenheit Sorgen?
- Bin ich motiviert, immer wieder Neues anzupacken und zu wagen, oder verrichte ich meine Tätigkeit eher ohne grosses Interesse?
- Treibt mich mein Ehrgeiz dazu an, immer mein Bestes zu geben und vorwärtszukommen, oder ist mir meine Karriere eher gleichgültig?

Frage:
Haben Sie sich schon einmal Ihre Glaubenssätze überlegt? Treiben mich meine Glaubenssätze an – vielleicht bis zur eigenen Überforderung –, oder hindern sie mich daran, mein Potenzial voll auszuleben?

- Habe ich das Gefühl, ich müsste immer für alle da sein?
  Und gibt mir dieses Gefühl, gebraucht zu werden, meinen Lebenssinn?
- Habe ich mir in meinem Leben Ziele gesetzt und setze ich alles daran, sie auch zu erreichen? Oder bin ich eher ambivalent, das heisst, was ich heute meine, kann morgen schon wieder anders sein, und ich kann mich nur schlecht für eine Sache entscheiden?
- Gibt mir mein Verantwortungsgefühl die Kraft, mich auch in Zeiten der Müdigkeit einzusetzen, oder neige ich eher dazu zu denken: «Nach mir die Sintflut»?
- Gibt mir mein Glaube jeden Tag die Kraft, mein Leben mutig anzupacken, oder frisst mich die Angst auf, besonders die Angst vor der Zukunft?

Starke positive Glaubenssätze können ihre Schattenseiten haben. Sie geben zwar einerseits viel Energie, verleiten aber auch gerne dazu, die eigenen Körperkräfte zu überstrapazieren und Warnsignale des Körpers zu übersehen. Das Ziel ist Ausgewogenheit: Freude an der Arbeit, aber auch Freude am Entspannen. Oft höre ich in der Praxis, dass Klientinnen (es sind überwiegend Frauen, die so denken) sich darüber beklagen, nicht ohne Arbeit sein zu können, da sie sich sonst «faul» vorkämen.

Es gibt eine typische Krankheitsform, die als Grundursache den Mangel an Entspannung hat, nämlich alle rheumatischen Erkrankungen; bei diesen liegt das Verhältnis von Mann zu Frau bei 20 zu 80 Prozent. Mir ist noch nie ein Rheumatiker oder eine Rheumatikerin begegnet, die faul gewesen wären. Sie sind alle überaus fleissig. Das drastischste Beispiel, das ich erlebt habe, war eine Frau aus dem ehemaligen Jugoslawien. Sie kam zu mir mit einer schweren Arthritis an Händen und Füssen, begleitet von starken Deformationen. Die Handgelenke hatte sie bereits operiert, und die Operation an den Zehengelenken stand ihr eben bevor. Sie erzählte, dass sie ihr Leben lang als Serviceangestellte gearbeitet und daneben auch ständig für andere gesorgt habe, und sie fragte ganz verzweifelt: «Ist meine Krankheit nun der Dank dafür?» Ich sagte: «Nein, sie ist die Folge davon», und wir sprachen lange über das Thema der falsch verstandenen weiblichen Aufopferung.

Der weibliche Wahn, sich ständig für andere aufopfern zu müssen, ist bei den meisten Frauen die seelische Grundursache ihres chronischen Energiemangels. Bei Männern ist es eher der berufliche Ehrgeiz, der sie in die Erschöpfung führt.

Welcher Energietyp bin ich?

Versuchen Sie herauszufinden, welcher «Energietyp» Sie sind. Versuchen Sie festzustellen, wie viel angeborene Energie bei Ihnen vorhanden ist und wie diese Energie gemäss Ihrer Konstitution gesteuert wird.

Als aussagekräftige Hilfsmittel bieten sich dazu die Graphologie und die Astrologie an. Sie können aber auch mit der Vier-Elementen-Lehre, kombiniert mit dem Sternzeichen, schon ziemlich genau herausfinden, zu welchem Typ Sie gehören. Idealerweise sollten Sie dazu Ihren Aszendenten kennen. Der Aszendent ist die Prägung, die man im Moment seiner Geburt erhält, das Sternzeichen liefert sozusagen die Zusatzqualitäten. Finden Sie anhand der folgenden Liste heraus, zu welchem Typ Sie mehrheitlich gehören:

Element	Luft	Feuer	Erde	Wasser
Charakterschwerpunkte	verstandesbetont Denkertyp neugierig himmelhoch jauchzend – zu Tode betrübt immer wieder etwas Neues anfangen sich für vieles interessieren	gefühlsbetont, leidenschaftlich cholerisch dynamisch, selbstbewusst «Machertyp» «Lehrertyp» «Cheftyp»	Realist, praktisch veranlagt nüchtern eher melancholisch zuverlässig fleissiger Schaffer	intuitiv phlegmatisch ängstlich vorsichtig hilfsbereit bezieht alles auf sich träumerisch idealistisch
Aszendent/ Sternzeichen	Zwilling Waage Wassermann	Widder Löwe Schütze	Stier Jungfrau Steinbock	Krebs Skorpion Fisch
Energiegewinn durch:	motiviert sein, sich interessieren, aufgeschlossen sein für alles Neue	Ehrgeiz Macht Durchsetzungswillen	materiellen Anreiz Verantwortungsbewusstsein	Beziehung Anerkennung
Energieverlust durch:	Erschöpfung durch Verzettelung, durch zu viele Interessen	Erschöpfung durch Ehrgeiz, kennt keine Grenzen	Erschöpfung durch stetes Durchhaltenwollen	Erschöpfung durch mangelnde Abgrenzung, Ängste

Unser Weg durch das Leben hat zum Ziel, dass wir uns selbst erkennen. Solche Typologien (weitere folgen noch) helfen uns dabei, vom unbewussten Handeln zu Bewusstheit zu gelangen.

Externe Energie

Auch von aussen sind wir ständig von Energien umgeben, die uns beeinflussen, uns Kraft rauben oder Kraft vermitteln können.

Photonen sind Lichtquanten, die von lebenden Zellen abgegeben werden. Diese Lichtquanten werden in den DNS-Molekülen gespeichert und können durch rhythmische Kontraktionen aufgenommen und wieder an die Zelle abgegeben werden. Der bedeutendste Forscher auf diesem Gebiet, Professor Fritz-Albert Popp, sagte: Wir sind Lichtträger, die Moleküle sind nur die Verpackung. Das Licht ist Information, die dem Molekül sagt, was es zu tun hat. Das Entscheidende ist die Energie, die Steuerung.

Jede lebende Zelle enthält Photonen. Über die genaue Qualität dieser Photonen ist man sich noch nicht einig. Man misst die Photonenzahl jedoch heute schon zur Bestimmung von Qualitätseigenschaften, zum Beispiel von Lebensmitteln.

Bereits Dr. Bircher-Benner war der Meinung, Rohkost sei aufgefangene Sonnenenergie. Das heisst, mit einem Apfel essen wir nicht nur Materie, sondern auch Informationsenergie. Auf diesem Gebiet wird in den nächsten Jahren bestimmt noch viel Neues zu erfahren sein.

Magnetfelder beeinflussen nachgewiesenermassen unseren Energiehaushalt. Es gibt eine grosse Zahl von Büchern und Publikationen über elektromagnetische Felder und ihren Einfluss auf den Menschen. Während die einen uns eher Energie rauben, wie zum Beispiel Funkantennen oder möglicherweise auch Handys, soll es es andererseits Kraftpunkte und -linien geben, die netzförmig über die Erde verteilt sind. An diesen «Orten der Kraft» befanden sich früher oft Kultplätze, und später wurden dort unter anderem Kirchen erbaut. Sensible Menschen können an diesen Orten einen Energiestrom spüren.

Planeten haben gemäss der Astrologie einen Einfluss auf den Menschen, indem sie Zeitqualitäten ausdrücken.

Die Planeten beziehungsweise Sternzeichen werden den vier Elementen Feuer, Erde, Luft und Wasser zugeordnet. Widder, Löwe und Schütze sind Feuerzeichen. Menschen, die diese als Aszendent oder Sternzeichen haben, verfügen nach meiner Erfahrung über mehr Lebensenergie als Menschen, die etwa in einem Wasserzeichen wie Krebs, Skorpion oder Fische geboren sind. Auch der Charakter der Energie ist anders als bei Wasser-, Luft- oder Erdzeichen. Die Kenntnis dieser Zusammenhänge kann eine grosse Hilfe sein, um sich selbst, seinen Partner, seine Kinder und ihre Verhaltensweise besser zu verstehen. (Mehr zu diesem Thema in dem sehr empfehlenswerten Buch «Der tiefe Brunnen – die zwölf Archetypen der psychologischen Astrologie» von Claus Riemann, Verlag Arkana. Anhand von Beispielen aus bekannten Märchen und Mythen erklärt der Autor, wie die verschiedenen Sternzeichen ihr Leben gestalten und erfahren.)

Musik erfreut und stärkt nicht nur unsere Seele und unseren Geist, sondern hat nachgewiesenermassen auch einen Einfluss auf unsere Körperenergie. In meinen Seminaren spiele ich dazu jeweils den ersten Satz einer Beethoven-Symphonie oder Trommelmusik ab, um für die Teilnehmer erfahrbar zu machen, wie die Musik ihre Energie unmittelbar beeinflusst; im Gegensatz dazu setzt Musik zum Meditieren die Energie herab und ermöglicht es uns, loszulassen und uns nach innen zu wenden.

Farben haben ebenfalls einen energetischen Einfluss auf unseren Körper. So nutzt man beispielsweise die Farbtherapie nach Mandel oder die Auro-Soma-Therapie, um durch die Schwingungen der Farben Einfluss auf den Körper und auf die Psyche zu nehmen.

Nach Köhler wirkt etwa Purpur durchblutungsfördernd und direkt auf die gesamte Muskulatur, Rot wiederum soll durch die Aktivierung des Solarplexus die Selbstheilungskräfte fördern.

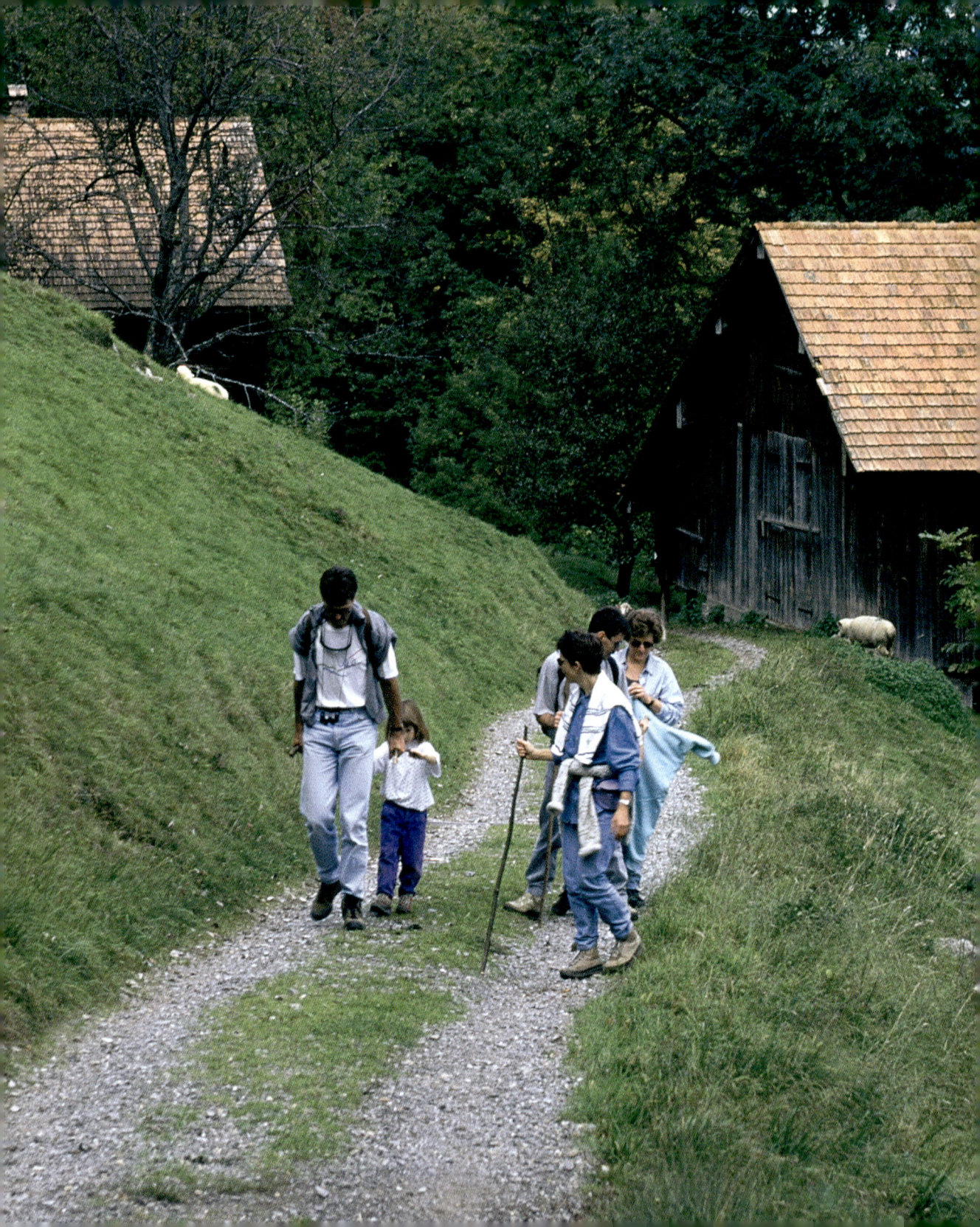

Gründe des Energieverlusts und Behandlungsmöglichkeiten

Die Jagd nach Nahrung und damit die Beschaffung von Energie war noch bis vor nicht allzu langer Zeit die Hauptbeschäftigung der Menschen. In den heutigen Zeiten des Nahrungsüberflusses gilt das nicht mehr, und trotzdem klagen die meisten Menschen – unter meinen Klienten sind es mindestens 80 Prozent – über einen Energiemangel. Das ist paradox, arbeiten wir doch heute in der Regel viel weniger als frühere Generationen. Meine Eltern haben beide gearbeitet, und zwar ganztags, sechs Tage pro Woche. Später war der Samstagnachmittag frei, und schliesslich wurde die Fünftagewoche als grosse Errungenschaft für die arbeitende Bevölkerung gefeiert. Zur Erwerbsarbeit kam hinzu, dass mittags und abends gekocht wurde (und zwar ohne Zeitersparnis durch Halbfertig- und Fertigprodukte); abends wurde noch geputzt, und am Wochenende unternahm die ganze Familie grosse Wanderungen oder Velotouren. Ferien gab es damals ein bis zwei Wochen pro Jahr.

Daher stellt sich die Frage: Wo verlieren wir bei den heutigen Arbeits- und Lebensbedingungen so viel Energie, dass wir krank werden?

Die sechs Hauptgründe, die nach meiner Erfahrung zu einem ernsthaften Energieverlust führen können, sind:

- psychische Probleme
- chronische Krankheiten, insbesondere häufige Infekte, Allergien, chronische Intoxikationen (Vergiftungen) durch Schwermetalle (Amalgam), Pilze, chronische Verdauungsbeschwerden, chronische Schmerzen
- Schlafprobleme: Einschlafstörungen, Durchschlafstörungen
- Stoffwechselprobleme durch Vitamin- und Mineralstoffmangel, Eiweissmangel, endokrine Störungen wie eine chronische Unterfunktion von Schilddrüse, Bauchspeicheldrüse oder Nebennieren
- zu viel Sport
- Stress und seine Folgen

In den folgenden Kapiteln werden die einzelnen Problemkreise im Detail analysiert. Dazu gibt es einige Tests, mit denen Sie Ihren eigenen Zustand prüfen können, und Sie erhalten zahlreiche Hinweise, wie Sie Probleme lösen oder zumindest verbessern können.

Frage:
Woher stammt Ihr Energiemangel?
Die folgenden Kapitel helfen Ihnen, die Ursachen aufzuspüren.

Psychische Probleme erkennen

Konflikte, Ängste, Kummer und Sorgen rauben uns viel Energie, und nicht nur, weil wir ihretwegen oft nicht schlafen können. Sie haben die Tendenz, unser ganzes Denken zu besetzen und sich wie eine Blockade zwischen unsere Absichten und unsere Tätigkeiten zu schieben.

Solche Probleme behindern auch das reibungslose Funktionieren unserer inneren Organe, wie schon der Volksmund weiss, wenn er sagt: «Es ist mir etwas über die Leber gekrochen», «Die Galle ist mir hochgekommen» oder «Das ist mir an die Nieren gegangen». Der Wissenschaftszweig der Psychosomatik setzt sich mit diesen Zusammenhängen auseinander.

Psychische Probleme beschleunigen den Alterungsprozess

Im Dezember 2005 erschien in einer amerikanischen Fachzeitschrift ein Artikel zu einer interessanten Studie über den Zusammenhang von psychischen Problemen und Alterungsprozessen. Ein Forschungsteam der University of California, San Francisco, hatte 58 gesunde Mütter im Alter zwischen 20 und 50 Jahren untersucht. 39 von ihnen hatten ein chronisch krankes Kind, die anderen 19 ein gesundes. Die Wissenschaftler nahmen Messungen in Bezug auf die Länge der Telomere vor. (Telomere sind die Endigungen von Chromosomen. Bei jeder Zellerneuerung, bei der sich die Chromosomen teilen, verkürzen sich die Telomere. Sobald die Telomere zu stark verkürzt sind, stoppt die Zelle ihren Teilungsprozess – ein Zeichen der Alterung der Zelle.) Die Forscher stellten fest, dass die Pflege eines kranken Kindes an sich keinen Stress bedeutet, wohl aber die Zeitdauer der Pflege eine Rolle spielt: Je länger die Pflegezeit dauerte, desto kürzer waren die Telomere und desto grösser damit der Alterungsprozess der Zellen. Die Frauen mit der grössten Belastung «alterten» um rund zehn Jahre mehr, verglichen mit den Frauen mit geringerer Belastung.

Diese Studie besagt also, dass Konflikte und psychische Probleme nicht allzu lange andauern sollten. Wir sollten unsere Probleme so rasch wie möglich aufarbeiten und auf die eine oder andere Weise lösen. Es versteht sich von selbst, dass dies, wie etwa bei der Pflege eines chronischkranken Kindes, nicht immer möglich ist. Doch dann gilt mindestens: so viel Hilfe wie möglich organisieren, damit man sich zwischendurch erholen kann.

Charakter als Schlüssel

Unser Umgang mit Konflikten hängt mit unserer *Charakterstruktur* zusammen. Psychoanalytiker wie Jung, Adler oder Riemann haben eigentliche Typologien aufgestellt, die erklären, wie der jeweilige Typ Mensch funktioniert und wie er mit seinen Konflikten und Ängsten umgeht.

Bereits die einfache Typologie nach Kretschmer gibt auch Laien brauchbare Hinweise, wie der betreffende Mensch reagieren kann. So hat der sogenannte *Leptosome* eine besonders starke Tendenz, Konflikte zu verdrängen oder rein kopflastig anzugehen und zu analysieren. Leptosome sind von langem, schmalem Körperbau. Sie sind eher verstandesorientiert, können Verstand und Gefühl leicht trennen und deshalb bei Konflikten auf den Verstand umschalten und zumindest vorübergehend gut weiter funktionieren. Durch die von ihnen bevorzugte Form der Verdrängung neigen sie am ehesten zu psychosomatischen Erkrankungen.

Der *Pykniker* wiederum, der eher rundliche, gemütliche Mensch, der sich oft übermässig für das Wohl anderer einsetzt, viele Ämter übernimmt usw., kann Verstand und Gefühl nicht gut trennen. Bei Problemen sucht er diese nicht zu verdrängen, sondern widmet sich ihnen voll und ganz. Er kann kaum weiter funktionieren, bevor er nicht mit ein paar Freunden über sein Problem gesprochen hat und dadurch wieder einigermassen klar sieht. Erst dann kehrt seine Arbeitsenergie wieder zurück.

Wie immer man mit seinen Konflikten umgeht, sie sind immer kräfteraubend, besetzen unser Denken und, wie wir gesehen haben, auch unsere Organfunktionen. Es gibt verschiedene Methoden, die uns helfen können, Konflikte zu erkennen und mit ihnen umzugehen und damit wieder die volle Lebensenergie zurückzugewinnen.

Frage:
Welcher Charaktertyp sind Sie?
Erkennen Sie sich in den folgenden Beschreibungen wieder?

Konflikte erkennen und bearbeiten

Um zu wissen, wo wir übermässig viel Energie verlieren, ist es wichtig, Konflikte zu erkennen und dann an ihrer Auflösung zu arbeiten:

- *Die Situation analysieren:* Was ist genau passiert, worum geht es eigentlich, wie ist es dazu gekommen, wer ist daran beteiligt, und bei wem liegt das Problem?
- *Wie kann ich die Situation ändern:* Bei Streit zum Beispiel mit dem Partner reden; bei chronischem Stress muss ich vielleicht meine Zeit besser einteilen, meine Agenda genauer führen, nicht immer alles auf morgen verschieben.
- *Muss ich mich selbst ändern?* Verursache ich durch mein Fehlverhalten die Probleme selbst? Um diese Frage zu beantworten, muss ich mir die Zeit nehmen und mir ganz klar darüber werden, was für mich richtig ist und was mich immer wieder in Schwierigkeiten bringt. Dabei hilft die einfache Auflistung in zwei Spalten, die nicht viel Zeit benötigt. Dies schafft sofort Klarheit und hilft, Lösungen zu finden.

Tipp:
Bei Problemen oder Konflikten immer zuerst die Situation analysieren: Worum geht es eigentlich? Erst dann reagieren und handeln.

Als Beispiel könnte das so aussehen:

Das ist gut für mich und bringt mir Energie und Freude:	*Das ist schlecht für mich, kostet mich zu viel Energie und bringt mir immer wieder Konflikte:*
• *meine Freundschaft mit Alice*	• *mein Perfektionismus*
• *regelmässige Mahlzeiten*	• *bei Meinungsverschiedenheiten nichts sagen und alles hinunterschlucken*
• *genügend Schlaf*	• *die Telefonate mit Kurt*
• *einmal wöchentlich in den Fitnessclub gehen*	• *rauchen*
• *Zusammensein mit meiner Familie*	• *die Tendenz, alles auf morgen zu verschieben*
• *mit dem Bus fahren statt mit dem Auto, weil ich nachher mit mir zufrieden bin*	• *zu viel Kaffee trinken*
• *Meditation am Morgen*	• *zu viel Brot essen, weil ich davon zunehme und mich dann schlecht fühle*
usw.	usw.

Diese Liste sollte man offen auf dem Tisch liegen lassen oder an die Pinnwand hängen, immer wieder lesen, ergänzen und eventuell ändern. Und natürlich sollte man versuchen, möglichst viele Elemente der rechten Spalte zu vermeiden und die Dinge der energiebringenden linken Kolonne so oft wie möglich zu geniessen, und zwar bewusst!

Man kann sich natürlich auch von aussen Hilfe in Form verschiedener Therapien holen: Bachblütentherapie, NLP (Neurolinguistisches Programmieren), Kinesiologie, Psychosomatische Energetik nach Dr. Banis, Familienaufstellen oder als neuere Form Lachtherapie sind nur einige Beispiele.

Als Folge aus den vorherigen drei – analysieren, Situation ändern, sich selbst ändern – folgt als letzter und schwierigster Schritt das *Handeln*. Am schwierigsten ist er natürlich, wenn es heisst: «Nein sagen», «die Stelle kündigen», «wegziehen», aber auch «sich durchsetzen», vor allem dann, wenn das frühere Lebensmuster auf dem Prinzip des Nachgebens und des Vermeidens von Streit um jeden Preis beruhte.

Fallbeispiel

W. A., 30-jährig, kommt mit unerträglichem Juckreiz am ganzen Körper zu mir in die Praxis. Auf meine Frage, seit wann er diesen Juckreiz habe, musste er eine Weile nachdenken, doch dann erinnerte er sich präzise an den Zeitpunkt: Der Juckreiz trat das erste Mal auf, als sein drittes Kind geboren wurde. Da die damalige Wohnung zu klein war, musste die Familie in eine grössere umziehen, was mit beträchtlichen zusätzlichen Kosten verbunden war und für sein Einkommen eine echte Belastung darstellte. Beim näheren Analysieren seiner Probleme stellte sich heraus, dass seine Frau zudem den Haushalt nur ungern und ungenügend besorgt. Obwohl sie eine Haushalthilfe hat und nicht berufstätig ist, muss er am Abend noch kochen und die Kinder ins Bett bringen.

Als ich ihn fragte, ob er denn nicht realisiere, wie einseitig die Arbeit in seiner Familie verteilt sei, nickte er verlegen. Durch seinen mangelnden Mut, diese missliche Situation und seine chronische Überbelastung durch ein klärendes Gespräch mit seiner Frau zu beenden, hatte sich sein Konflikt auf den Körper verlagert. Er war buchstäblich in einer Situation, die «zum Aus-der-Haut-Fahren» war. Die Bioresonanz-Testung ergab ausserdem, dass er sehr übersäuert war. Er war «sauer» in jeder Beziehung des Wortes und realisierte es offenbar nicht.

Der notwendige Schritt zur Lösung seines Problems war, die ungerechte Situation mit seiner Frau zu bereinigen.

Es geht darum, die psychischen Probleme zu erkennen und dann adäquat zu reagieren. Dadurch kann Lebensenergie zurückgewonnen werden; man fühlt sich wieder gesund und hat das sichere Gefühl, sein eigenes Leben zu leben. Dazu ist es oft nötig, Abstand zu gewinnen.

Chronische Krankheiten zehren an der Lebenskraft

Jede Art von Krankheit ist für den Körper energieraubend, da der Krankheitsprozess selbst viel Energie absorbiert. Genauer gesagt sind es die Selbstheilungsprozesse des Körpers, die zusätzlich zum normalen Stoffwechsel Energie verbrauchen. So haben wir alle schon erlebt, wie wir bei Fieber völlig schlapp sind. Erinnern Sie sich: Eine Temperatur über 37 °C setzt die Enzymtätigkeit herab; der gesamte Stoffwechsel verlangsamt sich und damit auch die Energieproduktion innerhalb einer jeden Zelle.

Von meinen Klienten höre ich häufig die Klage, dass sie dauernd erkältet seien, immer wiederkehrende Halsentzündungen oder Bronchitis hätten und eigentlich gar nicht mehr wüssten, was es heisse, gesund zu sein.

Fallbeispiel

Patient C. S., Psychologe, 49-jährig, kam 1999 mit folgenden Symptomen in meine Praxis: Seit er 25-jährig ist, sei er chronisch erkältet, habe oft Grippe, sei aber dabei immer fieberfrei und leide unter einer leichten Psoriasis hinter den Ohren. Er habe das Gefühl, das hänge alles mit seinem Magen zusammen. Dabei fühle er sich immer müde und sei besonders nach dem Essen erschöpft. Er hatte schon eine Eigenblut-Therapie machen lassen, aber ohne Erfolg.

Die Testung ergab, dass er tatsächlich unter einer Magenschwäche litt; ausserdem waren aber auch die Entgiftungsfunktionen der Leber und die Gallenproduktion mangelhaft, die Bauchspeicheldrüse produzierte zu wenig Verdauungsenzyme, und auch die Darmflora war gestört. Der chronische Schnupfen war durch eine Hausstauballergie bedingt. Wie zu erwarten, war auch sein vegetatives Nervensystem, das die gesamten Stoffwechselfunktionen hätte regulieren müssen, stark geschwächt.

Nach 6 Monaten Behandlung mit Vitaminen, pflanzlichen Mitteln und einer Darmsanierung ging es ihm deutlich besser. Es dauerte aber noch weitere zwei Jahre, bis er sich ganz von seiner 24-jährigen Leidensgeschichte der chronischen Schwächung des Immunsystems und des gesamten Stoffwechsels erholt hatte und sich wieder fit fühlte.

Frage:
Sind Sie an einer raschen Symptombekämpfung interessiert oder gehen Sie den Ursachen auf den Grund?

Je länger eine Krankheit gedauert hat, desto länger dauert es, bis die Ursachen wegtherapiert sind. Nur die Symptome zu behandeln ist relativ einfach, ändert aber nichts am Grundproblem. Die Grundursachen sind meistens vielfältig, und ihre ganzheitliche Betrachtung ist enorm wichtig. Bei dem oben beschriebenen Fall war der psychische Auslöser nach so vielen Jahren nicht mehr zu eruieren. Aber er ist ein typisches Beispiel dafür, dass Krankheiten, die nur symptomatisch behandelt werden, sich mit der Zeit chronifizieren. Der chronische Schnupfen, der jahrzehntelang mit Nasensprays behandelt, aber nie wirklich geheilt worden war, war die Grundursache des gesamthaft geschwächten Immunsystems.

Da nach Prof. Dr. Dr. K. Schmidt («Immunologie in der Praxis», Verlag Hippokrates, 1993) an der Immunabwehr alle Organsysteme des Körpers direkt oder indirekt beteiligt sind, bedarf es zu einer ursächlichen Behandlung der Sanierung aller Organsysteme.

Allergien

Allergien können sehr energieraubend sein, insbesondere die Milchallergien, die den Nasen-Rachen-Bronchien-Trakt chronisch verschleimen. Bei chronischer Müdigkeit ist daher immer abzuklären, ob Allergien oder Unverträglichkeiten vorliegen. Blut- oder Pricktests sind dabei oft nicht sehr hilfreich. Ich habe in der Praxis schon oft Patienten erlebt, die nach den Labortests auf Dutzende von Nahrungsmitteln allergisch reagierten und angewiesen wurden, die entsprechenden Lebensmittel zu meiden, was aufgrund der grossen Anzahl oft unmöglich war. Bei anderen hatten die Tests ergeben, dass überhaupt keine Allergien vorlägen, wobei übersehen wurde, dass Unverträglichkeiten, die immer durch eine Unterfunktion der Verdauungsorgane bedingt sind, genau die gleichen Symptome hervorrufen können wie Allergien.

Ein sorgfältig durchgeführter Bioresonanztest ermittelt zuverlässig, ob eine echte Allergie oder «nur» eine Unverträglichkeit auf eine gewisse Substanz vorliegt. Dabei ist es immer von Vorteil, diese Substanzen vorübergehend (meistens 3 bis 6 Monate) zu meiden. *Gleichzeitig ist es unabdingbar, die geschwächten Verdauungsorgane wie Leber, Darm oder Bauchspeicheldrüse sowie das Immunsystem generell zu stärken!* Dies funktioniert am besten mit pflanzlichen Mitteln, Bakterienpräparaten und niedrig dosierten Multivitaminpräparaten, die den gesamten Stoffwechsel in den betroffenen Organen stärken.

Selbsttest

Der Test beruht auf der Tatsache, dass Sie bei einer vorliegenden Allergie oder Unverträglichkeit mit einer Pulserhöhung reagieren, wenn Sie mit dem betreffenden Allergen in Berührung kommen. Dabei gehen Sie wie folgt vor:
- Messen Sie *vor* dem Essen Ihren Puls, und zwar 1 Minute lang. Notieren Sie die Zahl!
- Essen Sie das Lebensmittel, von dem Sie glauben, dass Sie eventuell allergisch darauf reagieren.
- Messen Sie den Puls dann wieder 15 Minuten sowie 30 Minuten *nach* dem Essen.

Ist die Pulsrate nach dem Essen 10 bis 20 Schläge höher als vor dem Essen, dann ist das Lebensmittel für Sie unverträglich.

Testen Sie selbst, ob Sie auf ein Lebensmittel allergisch oder mit Unverträglichkeit reagieren! Mit dem Cocoa-Pulstest geht es ganz einfach (siehe unten).

Allergien und Unverträglichkeiten sind in der Regel leicht zu behandeln und meist auch heilbar. Sobald die betroffenen Organe wieder voll funktionieren, ist auch die Verträglichkeit wieder hergestellt. Sehr wenige Lebensmittel bleiben ein Leben lang problematisch; eines davon ist die Milch bei einer vorliegenden echten Milchallergie. Diese wandelt sich aber fast immer zu einer Unverträglichkeit und lässt sich damit über die eingenommene Menge steuern. Das heisst, dass der Patient herausfinden muss, wie viel Milchprodukte er verträgt, bis er wieder Symptome produziert. In der Praxis sind Butter und Rahm meist unproblematisch und gesäuerte Milchprodukte wie Joghurt und Quark rasch wieder verträglich. Am längsten dauert es bei Käse und Milch selbst. Da Ziegen- und Schafmilchprodukte von den meisten Milchallergikern gut vertragen werden, sollten möglichst diese Produkte verwendet und Kuhmilchprodukte nach einer gewissen Karenzzeit nur ausnahmsweise konsumiert werden.

Chronische Vergiftungen (Intoxikationen) durch Schwermetalle

*Frage:
Haben Sie noch Amalgamfüllungen?*

Stoffwechselstörungen werden heute oft durch chronische Intoxikationen durch Schwermetalle, insbesondere durch *Amalgam*, ausgelöst. Daher lassen sich immer mehr Menschen ihre Amalgamfüllungen entfernen und durch Kunststofffüllungen ersetzen. Auch bei einer gut durchgeführten Ausleitung kann es allerdings lange dauern, bis der Patient sich wieder völlig fit fühlt. Dabei sollten auch die Entgiftungs- bzw. Ausleitungsorgane wie Leber und Niere gestützt werden, und selbstverständlich ist der Säure-Basen-Haushalt laufend zu kontrollieren.

Pilzbefall

Einige Zeit wurden alle Unpässlichkeiten und insbesondere chronische Müdigkeitssymptome auf einen Pilzbefall (Candida) zurückgeführt; inzwischen scheint diese Erklärung allerdings wieder etwas in den Hintergrund getreten zu sein.

*Frage:
Leiden Sie nach dem Genuss von Kohlenhydraten unter starken Blähungen und Winden?*

Bei Candidabefall ist Müdigkeit tatsächlich das Hauptsymptom, aber immer begleitet von starken Blähungen, Flatulenz (heftige Darmwinde) und flockigem und häufigem Stuhlgang. Da der Candidapilz sich hauptsächlich im Darm ausbreitet und sich dort von Zucker ernährt und da alle Kohlenhydrate im Darm zu Zucker verdaut werden, wird mit jeder Einnahme von Kohlenhydraten auch der Pilz ernährt. Kohlenhydrate (Zucker, Brot, Kartoffeln, Teigwaren) sind aber gleichzeitig auch unsere schnellsten Energielieferanten, weshalb wir bei Müdigkeit zuerst und vor allem zu Kohlenhydraten greifen. Ein Teufelskreis: Der Candidapilz frisst unsere Energielieferanten weg, und wir essen in der Folge immer mehr davon. Ausserdem verdrängt der Candidapilz die anderen, notwendigen «guten» Darmbakterien, was zu einer sogenannten Dysbiose, einer Schädigung der Darmflora, führt. Und da die Darmflora unsere erste Abwehrfront gegenüber Bakterien, Viren und Parasiten ist, ist damit auch der Weg frei für allgemeine Immunabwehrschwächen.

Chronische Verdauungsbeschwerden

Besonders energieraubend ist chronischer Durchfall, egal welcher Ursache. Bei Durchfall passiert die Nahrung den Darm zu schnell, so dass viele Nährstoffe gar nicht verdaut und damit auch nicht aufgenommen werden können. Wir verhungern sozusagen bei vollen Futtertöpfen! Die Folgen davon sind immer Müdigkeit bis hin zur Erschöpfung.

Chronischer Durchfall kann viele Ursachen bis hin zu Morbus Crohn oder Colitis ulcerosa haben. Früher galten diese Krankheiten als Autoimmunerkrankungen, bei denen das körpereigene Immunsystem Darmzellen zerstört und dadurch chronische Entzündungen bewirkt. Heute weiss man, dass die Ursachen andernorts liegen. In meiner Praxis stelle ich immer wieder fest, dass Blutungen im Darm und Durchfälle rasch aufhören, wenn auf Früchte (wegen der Säure), Salat (wegen des sauren Essigs) und scharfe Gewürze verzichtet wird. Ausserdem ist es wichtig, für einen guten Gallenfluss zu sorgen, da die stark basische Galle den sauren Darminhalt neutralisiert und damit die entzündeten Stellen überhaupt erst heilen können.

Frage: Haben Sie chronisch Durchfall?

Auch ein geschwächtes vegetatives Nervensystem kann zu Durchfall führen. Die Betroffenen merken, dass sie, immer wenn sie im Stress sind, auf die Toilette gehen müssen. Hier gilt es, in erster Linie das vegetative Nervensystem zu stärken, am besten durch nervenstärkende Pflanzen (siehe Seite 67f.) und das Weglassen von koffein- und Cola-haltigen Getränken.

Chronische Schmerzen

Chronische Schmerzen (z.B. bei rheumatischen Erkrankungen, Migräne, Kopfschmerzen) sind zermürbend und zerstören die Lebenskraft. Oft kommen noch Depressionen hinzu, was die ganze Lebensfreude und Energie nimmt.

Rheumatische Beschwerden in all ihren Formen – bei entzündlichem, deformierendem, chronischem oder anfallsweise auftretendem Rheuma – sind häufig und besonders schmerzhaft. Dies gilt besonders für Polymyalgie, Fibromyalgie, Arthritis und Arthrose. Bei diesen Krankheiten ist man auf starke Medikamente angewiesen, die ihrerseits meist Nebenwirkungen haben, insbesondere auf die Verdauungsleistungen des Körpers. Durch Umstellung auf naturheilkundliche pflanzliche Produkte und Methoden lässt sich der Anteil der Schmerzmittel meistens stark reduzieren. Daneben sind die Überwachung des Säure-Basen-Haushalts und vor allem das Einhalten von Pausen und längeren Erholungsphasen besonders wichtig. Das heisst, es gilt das Lebensmuster zu ändern, das einen krank gemacht hat. Wie schon erwähnt, sind vor allem die andauernd fleissigen und stets arbeitenden Menschen besonders von Rheuma betroffen.

Frage: Plagen Sie chronische Schmerzen?

Interessanterweise behandeln Ärzte Fibromyalgie (Muskelschmerzen) mit Beruhigungsmitteln, weil sie festgestellt haben, dass diese besser wirken als Schmerzmittel. Nach meiner Erfahrung hat jeder Fibromyalgie-Patient zuvor ein Leben in Stress und Überbelastung geführt. Es scheint, als ob es die verkrampften, verhärteten Muskelfasern verlernt hätten, sich zu entspannen.

Migräne und Kopfschmerzen haben als Hauptursache oft eine mangelhafte Gallenproduktion der Leber und eine allgemeine Übersäuerung. Deshalb gilt es, die Leber mit Bitterstoffen zu versorgen (Hepatodoron, Amara-Tropfen, Artischockenextrakte), damit sie wieder genügend Galle produzieren kann und die Migräneanfälle verschwinden. Oft braucht die Leber zur Unterstützung der Entgiftungsfunktionen zusätzlich pflanzliche Stoffe, z.B. Löwenzahn oder Mariendistel. Der pH-Wert des ersten Morgenurins sollte unbedingt auf pH 7,0 eingestellt sein (siehe Seite 37).

Schlafprobleme als grosse Energieräuber

In Europa schlafen die Menschen heute im Durchschnitt mindestens eine Stunde weniger als alle vorherigen Generationen. Das heisst, dass unser Körper mit einer Stunde weniger Regenerationszeit auskommen muss, was sich fatal auswirken kann. Denn der Körper benötigt die Ruhezeit, um seine Stoffwechselleistungen zu regenerieren, die Selbstheilungskräfte und das Immunsystem wieder zu stärken, und damit sich die angespannten Nerven wieder erholen können.

Ich frage meine Klienten in der ersten Therapiesitzung jeweils auch nach ihrer durchschnittlichen Schlafdauer, nach Durchschlafstörungen, wann sie erwachen, und ob sie nachts regelmässig aufstehen müssen, um Wasser zu lösen. Bei etwa 90% der Klienten mit Energieproblemen ist die Schlafzeit eindeutig zu kurz, und in den meisten Fällen wissen sie das auch.

Frage:
Sorgen Sie dafür, dass Sie genügend Schlaf haben?

Als Gründe, weshalb sie zu so wenig Schlaf kommen, werden immer wieder dieselben genannt:

... wenn ich abends nach Hause komme und das Nachtessen zubereitet habe, will ich noch etwas vom Abend haben, und dann wird es eben immer Mitternacht, bis ich ins Bett komme.

... wenn ich abends nach Hause komme, bin ich todmüde und würde am liebsten gleich schlafen gehen. Aber dann reisse ich mich zusammen, und plötzlich bin ich wieder hellwach und kann dann vor Mitternacht gar nicht schlafen gehen.

... wenn ich abends müde bin, gehe ich ins Fitnessstudio (setze mich aufs Rad/gehe joggen), und danach bin ich wieder so richtig munter und gehe selten vor Mitternacht ins Bett.

Im ersten Fall muss der Leidensdruck einfach gross genug werden, damit der Betroffene zur Einsicht kommt, dass die Nacht eigentlich als Regenerationszeit gedacht ist und es nicht darum geht, abends noch viel zu unternehmen.

Problematischer ist es im zweiten und dritten Fall: Hier liegt offenbar schon ein tiefer Erschöpfungszustand vor, der jeden Abend durch einen Adrenalinschub aufgefangen wird (siehe Seite 38f., 41f.). Neben der Unterstützung der Nebennieren, die regelmässig diese Adrenalinschübe auslösen müssen, wäre hier der Weg, an einigen Abenden wirklich schon um 19 Uhr ins Bett zu gehen, auch wenn das absolut ungewohnt erscheint.

Grundsätzlich unterscheidet man zwei verschiedene Typen von Schlafstörungen: Einschlafstörungen und Durchschlafstörungen.

Einschlafstörungen

Einschlafstörungen sind meistens *stressbedingt.*

Eine wissenschaftliche Studie konnte belegen, dass es in solchen Fällen Erleichterung bringt, vor dem Schlafengehen alle emotional belastenden Erlebnisse des Tages kurz auf einem Block zu notieren: z.B. Streit mit Kunz, er scheint mir Steine in den Weg legen zu wollen; unangenehmes Telefonat mit Mutter, brauche eine Pause von diesen Gesprächen; Peter scheint Sorgen zu haben, muss mich morgen darum kümmern. Ausserdem notiert man sich auch alle wichtigen Termine/Aufgaben des folgenden Tages. Dies hilft, sich zum einen innerlich von den negativen Erlebnissen zu lösen, sie nach aussen zu tragen und auf dem Block festzuhalten, und zum anderen signalisiert man dem Verstand, dass man für den nächsten Tag alles im Griff hat und sich im Moment keine Gedanken mehr darüber zu machen braucht. Früher schrieb man zu diesem Zweck Tagebuch.

    Um besser von der Arbeit abschalten zu können, hilft auch ein Ritual, das man immer vor dem Verlassen des Büros oder Arbeitsplatzes vornimmt. So kann man zum Beispiel auf einen Zettel schreiben: «Alles o.k.», diesen zusammenfalten und einen Gegenstand darauflegen, und dann verlässt man das Büro/den Arbeitsplatz, ohne zurückzublicken. Oder Sie erfinden Ihr eigenes, für Sie sinnvolles Ritual, das den Zweck hat, die Arbeit bis zum anderen Tag wirklich ruhen zu lassen. Vielleicht machen Sie auch in der nächsten Bar einen kurzen Halt und nehmen, um eine klare Trennung zwischen Arbeit und Privatleben zu schaffen, einen Aperitif, mit dem Sie bewusst abschalten und den Feierabend beginnen, um anschliessend entspannt nach Hause zu kommen.

    Um sich vor dem Schlafengehen zu entspannen und das vegetative Nervensystem zu beruhigen, gibt es eine Reihe von Möglichkeiten:
- heissen Kakao trinken
- spezielle Kräutertees, wie z.B. Mischungen aus Baldrianwurzel, Hopfenzapfen, Melissenblättern (in der Apotheke/Drogerie als «Schlaftee» oder «Beruhigungstee» erhältlich)
- regelmässiger Abendspaziergang
- Einschlafritual, z.B. Meditation, Gebet, autogenes Training, ein paar Seiten in einem erbaulichen Buch lesen

Frage:
Geschieht es Ihnen oft, dass Sie nicht abschalten können, das Tagesgeschehen Sie noch gefangen hält, die Gedanken im Kopf kreisen und Sie sich entnervt von einer Seite auf die andere werfen und keinen Schlaf finden? Dann probieren Sie es mit den folgenden Tipps!

Dass Kaffee und Schwarztee, aber auch alle Colagetränke uns am Einschlafen hindern können, ist allgemein bekannt.

Durchschlafstörungen

Frage:
Wachen Sie typischerweise zwischen 12 und 3 Uhr nachts auf?
Dann könnte ein Gallenmangel die Ursache der Schlafstörungen sein. Lesen Sie mehr dazu unten.

Durchschlafstörungen sind nach meiner Erfahrung leichter zu beheben. Bei den meisten meiner Klientinnen und Klienten liegt die Zeit des nächtlichen Aufwachens zwischen 12 und 3 Uhr. Dies ist nach der Organuhr die Zeit der Leberaktivität. Neben ihrer Aufgabe der Entgiftung produziert die Leber auch die Galle, die wir zur Fettverdauung benötigen.

Die meisten Menschen leiden heute unter einem *Gallenmangel*. Für die Produktion von Galle benötigt die Leber Bitterstoffe. Diese waren früher in Gemüse im Übermass vorhanden, so dass viele erst entbittert werden mussten, um geniessbar zu werden; heute sind sie aus praktisch allen Gemüsesorten weggezüchtet worden. Der Preis, den wir dafür bezahlen, ist eine gestörte Fettverdauung, vermehrt Blähungen, Darmentzündungen, Völlegefühl, Müdigkeit nach dem Essen. Es gibt nur noch wenige Gemüse, die Bitterstoffe enthalten und die gerade deshalb von vielen Menschen gemieden werden, so etwa roter Chicorée (Cicorino rosso), Artischocken, die grünen Blätter des Endiviensalats, Rosenkohl, Zuckerhut, Radieschen und Rettich (die letzten vier allerdings nur, wenn sie aus biologischem Anbau stammen).

Bei gestörter Gallenproduktion und dadurch bedingtem nächtlichem Aufwachen verschreibe ich mit gutem Erfolg jeweils vor dem Schlafengehen:
- Bittertropfen, z.B. Amara-Tropfen von Weleda, 20-30 Tropfen
- Hepatodoron von Weleda, 2-4 Tabletten
- Artischockenextrakt in Form von Tabletten oder Tropfen oder allgemein Leber-/Gallenmittel
- Melatonin

Durchschlafstörungen können natürlich noch andere Ursachen haben, die es jeweils abzuklären gilt:
- elektromagnetische Felder (Batteriewecker, Fernseher)
- Erdstrahlen
- Hormonstörungen (Wechseljahre)
- übermässiges Schwitzen (geschwächtes vegetatives Nervensystem)
- Depressionen, Ängste
- Schlafapnoe (Atemunterbrechungen im Schlaf)

Energiemangel durch Stoffwechselprobleme

In Zusammenhang mit Müdigkeit und Erschöpfung gibt es vom Stoffwechsel her gesehen vier Hauptprobleme: Vitalstoffmangel, Hyperinsulinismus, Eiweissmangel und Übersäuerung.

Vitalstoffmangel

Unsere heutige Ernährungsweise führt oft zu einem Mangel an Vitaminen, Mineralstoffen und Spurenelementen. Die Gründe dafür:
- Wir essen immer öfter in Restaurants und Kantinen, wo bei der Zubereitung der Speisen die Erhaltung der Vitalstoffe kein vorrangiges Anliegen ist.
- Wir nehmen uns immer weniger Zeit zum Kochen und greifen immer öfter zu Fertigprodukten. Auch bei diesen ist die Erhaltung der Vitalstoffe kein Thema.
- Durch unsere Lebensweise (mehr Stress, immer noch mehr tun und haben wollen) haben wir alle einen erhöhten Bedarf an Vitalstoffen.
- Chronische Krankheiten bedingen einen erhöhten Bedarf.

Frage:
Essen Sie regelmässig in Restaurant oder Kantine? Verwenden Sie oft Fertigprodukte? Dann könnten Sie unter einem Vitalstoffmangel leiden. Lesen Sie dazu im Folgenden.

Das Resultat von Vitalstoffmangel ist in erster Linie ein gestörter Zitratzyklus, also jener Stoffwechselprozess, bei dem in unseren Zellen Energie produziert wird. Für einen reibungslos funktionierenden Zitratzyklus werden viele Vitamine, besonders der B-Gruppe, und weitere Co-Faktoren benötigt. Fehlen diese, ist der biochemische Ablauf und damit auch die Energieproduktion gestört.

Falls Sie regelmässig auswärts essen oder sich über Mittag von Sandwiches ernähren oder wenn Sie unter einer chronischen Krankheit leiden, sollten Sie unbedingt täglich eine Multivitamintablette einnehmen, um nicht in einen Vitalstoffmangel zu geraten (siehe Seite 70).

Hyperinsulinismus

Der Mensch ist genetisch auf ständige Bewegung ausgelegt, und sein Leben bestand während Tausenden von Jahren in erster Linie aus der Jagd nach Nahrung. Auch unser Stoffwechsel folgt diesem Muster, das heisst, er ist darauf programmiert, möglichst viele Energiereserven zu bilden, um in Zeiten der Not aus den Fettreserven Energie produzieren zu können. Mit anderen Worten: Wir speichern leicht, geben aber nicht gerne ab.

Frage:
Essen Sie regelmässig und vorzugsweise Kohlenhydrate? Dann können Störungen des Zuckerstoffwechsels und Hyperinsulinismus die Folge sein. Lesen Sie mehr dazu im Folgenden.

Wenn wir Kohlenhydrate (Brot, Teigwaren, Kartoffeln, Reis, Früchte usw.) essen, verdauen wir diese Kohlenhydrate im Darm zu Zucker, und der Zucker gelangt dann über die Darmschleimhaut ins Blut. Dadaurch erhöht sich der Blutzuckerspiegel, worauf die Bauchspeicheldrüse (Pankreas) das Hormon Insulin ausschüttet; das Insulin schliesslich transportiert den Zucker in die Zellen, wo über den Zitratzyklus Energie produziert wird. Diese Energie benötigen wir vor allem dazu, unsere Muskeln zu bewegen, also zum Gehen, Laufen, körperlich Anpacken (mehr dazu in meinem Buch «Schlank mit dem glykämischen Index»). Wird nun der Zucker in der Zelle verbraucht, sinkt der Blutzuckerspiegel und neuer Zucker kann wieder nachfliessen. Normalerweise merken wir von diesen Schwankungen des Blutzuckerspiegels nicht viel. Nur wenn wir viele Stunden nichts gegessen haben, spüren wir die Unterzuckerung.

Bei Menschen, die während Jahren mehr Kohlenhydrate und damit mehr Zucker gegessen haben, als ihre Muskulatur verbraucht, verliert die Bauchspeicheldrüse die Fähigkeit, den Blutzuckerspiegel zu regulieren; sie beginnt mehr Insulin zu produzieren, als effektiv benötigt wird. Damit kommt es zu einem chronisch tiefen Blutzucker mit den Symptomen:

- Müdigkeit
- Energieabfall
- ständiges Gähnen
- Drang, ständig etwas zu essen, besonders Süssigkeiten
- Gereiztheit
- Konzentrationsstörungen
- sowie meistens Gewichtszunahme (insbesondere Taille / Bauch)

Wir greifen also zu Kohlenhydraten, weil wir spüren, dass sie uns sofort Energie geben, da sie sehr schnell zu Zucker verdaut werden. Die Folgekette:

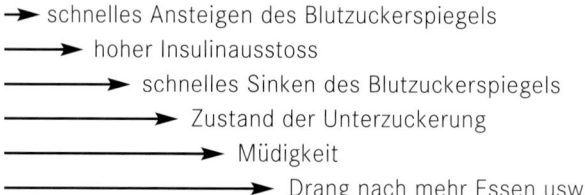

→ schnelles Ansteigen des Blutzuckerspiegels
→ hoher Insulinausstoss
→ schnelles Sinken des Blutzuckerspiegels
→ Zustand der Unterzuckerung
→ Müdigkeit
→ Drang nach mehr Essen usw.

Hält dieser Zustand lange an, ermüdet die Bauchspeicheldrüse; sie schüttet zu wenig Insulin aus und es entsteht Diabetes. Hyperinsulinismus ist also eine Vorform von Diabetes. Bei der Diagnose Hyperinsulinismus sollte der Kohlenhydratkonsum unbedingt drastisch eingeschränkt werden. Mein Rat: Möglichst nur einmal pro Tag eine kohlenhydrathaltige Mahlzeit und möglichst mehr körperliche Bewegung.

Der glykämische Index

Der glykämische Index ist ein Mass dafür, wie stark der Blutzucker nach dem Essen eines Nahrungsmittels ansteigt.

*Kohlenhydrate mit **hohem glykämischem Index**, die den Blutzucker besonders schnell besonders hoch ansteigen lassen und damit einen raschen Blutzuckerabfall mit nachfolgender Müdigkeit hervorrufen, sollte man **möglichst meiden**. Dazu zählen:*

- *Brot: alle Sorten ausser Pumpernickel und Roggen-Sauerteigbrot*
- *Cornflakes, Rice Crispies*
- *Kartoffeln und alle Kartoffelprodukte*
- *Reis: alle Sorten ausser Vollkornreis und Wildreis*
- *Datteln, Rosinen, getrocknete Feigen*
- *Teigwaren (nur in kleinen Portionen essen)*
- *Kuchen, Gebäck*
- *alle Süssgetränke (wie Cola, Fanta), aber auch Fruchtsäfte*

*Die folgenden Kohlenhydrate haben einen **niedrigen glykämischen Index** und können in kleinen Portionen gegessen werden:*

Früchte (in kleinen Portionen) als Zwischenmahlzeit
Hülsenfrüchte
Teigwaren, besonders Eierteigwaren, Soja-Vollkornteigwaren
Getreide (ganze Körner), Griess, Mais, Bulgur
Brot: Pumpernickel, Roggen-Sauerteigbrot, alle groben Vollkornbrote
Müeslimischungen
zum Süssen: Honig, Fruchtzucker, Birnendicksaft

(Die vollständige Liste finden Sie in meinem Buch «Schlank mit dem glykämischen Index».)

Eiweissmangel

Während man früher eher vor einem zu hohen Eiweisskonsum gewarnt hat, stelle ich heute bei Menschen, die über Müdigkeit klagen, immer häufiger einen Eiweissmangel fest. Das heisst, in Bezug auf ihren täglichen Bedarf essen sie zu wenig Eiweiss, also Fleisch, Fisch, Milchprodukte, Eier, Tofu, Nüsse, Hülsenfrüchte. Wird der Körper über Monate oder gar Jahre mit zu wenig Eiweiss versorgt, kommt es zu einer Verminderung der Enzymproduktion (Enzyme bestehen aus Eiweiss) und damit zu einer Beeinträchtigung des ganzen Stoffwechsels; ausserdem produziert der Körper auch zu wenig Glucagon (der Gegenspieler von Insulin). Die Folge davon sind eine stetige leichte Gewichtszunahme und Hyperinsulinismus.

Pasta enthält nur dann genügend Eiweiss, wenn man Eierteigwaren oder Soja-Teigwaren wählt.

Frage:
Ernähren Sie sich (vorzugsweise oder ausschliesslich) vegetarisch, und essen Sie speziell gerne und täglich Pasta?
Dann könnte bei Ihnen ein Eiweissmangel vorliegen.

Eiweissgehalt der Lebensmittel pro 100 g

Fleisch/Wurstwaren
Truthahn (Brust)	24,1
Schinken	21,4
Schweinefleisch, mager	20,8
Kaninchen	20,8
Kalbfleisch, mager	20,7
Huhn, ohne Knochen	20,6
Kalbsleber	19,6
Rindfleisch, mager	19,2
Schaffleisch, mager	18,7
Salami, Mortadella	17,8
Kalbsbratwurst, Wienerli/ Frankfurter u.ä.	15,0
Cervelat	13,2

Fisch
Thunfisch in Öl	23,8
Lachs, geräuchert	21,2
Lachs	19,9
Crevetten	18,6
Sole (Seezunge)	17,5
Kabeljau, Dorsch	17,0
Forelle, ganz	10,1
Muscheln	9,8

Eier
1 ganzes Ei	6,4

Käse
Viertelfettkäse	37,0
Halbfettkäse	35,4
Vollfettkäse	27,0
Camembert	19,0
Hüttenkäse	15,4
Magerquark	15,0
Doppelrahmfrischkäse	14,6
Rahmquark	10,5

Sojaprodukte u.Ä.
Sojamehl	45
Sojabohnen	35
Seitan (= Weizeneiweiss)	21
Cornatur (= Soja + Weizeneiweiss)	17
Tofu	13
Quorn (= Pilzeiweiss)	12
Sojabohnensprossen	4

Nüsse
Erdnüsse, geröstet	26,4
Mandeln	18,3
Haselnüsse, Baumnüsse	14,4
Kokosnuss	3,9

Getreide
Weizenkeime	26,6
Haferflocken	12,5
Eierteigwaren	12,3
Weizenvollkornmehl	11,2
Hirse, geschält	9,8
Weizengriess	9,6
Buchweizen	9,1
Maismehl	8,3
Vollreis	7,2
Weizenvollkornbrot	7,0
Reis, geschält, poliert	2,0

Gemüse, Hülsenfrüchte
Leinsamen	24,4
Linsen	23,5
Kichererbsen	19,8
Erbsen, frische grüne	6,6
Broccoli	3,3
Kartoffeln	2,0

So schützen Sie sich vor einem Eiweissmangel

Essen Sie am besten zu jedem Mittagessen eine der folgenden Varianten:
- Salat mit Eiweissbeilage (Fleisch, Fisch, Käse, Eier, Tofu)
- Menü ohne Beilagen (= ohne Brot, Teigwaren, Reis usw.)
- als kleinen Snack: 1 Bund Radieschen + ein Stück Käse
- Tomaten-Mozzarella-Salat
- Griechischer Salat
- Quark mit Früchten

Damit vermeiden Sie Blutzuckerschwankungen am Nachmittag und damit auch den damit einhergehenden Konzentrationsmangel und Müdigkeitsanfälle.

Übersäuerung

Die Enzyme, die unseren Stoffwechsel steuern und damit auch unser Wohlbefinden beeinflussen, arbeiten am besten in einem pH-neutralen Milieu, das heisst, in der Körper- und Zellflüssigkeit sollte kein saures Milieu herrschen.

Es gibt viele verschiedene Gründe, die zur Übersäuerung führen; der Hauptgrund liegt aber sicher darin, dass wir zu wenig Gemüse essen. Gemüse ist der Hauptlieferant der sogenannt basischen Mineralstoffe Calcium, Magnesium, Natrium und Kalium. Übersäuerung allein ist selten bereits ein Krankheitssymptom, aber sie ist eine der Hauptursachen dafür, dass der Körper für Beschwerden und Krankheiten (Entzündungen, Schmerzen, Magenübersäuerung, chronische Durchfälle, Blähungen usw.) anfälliger wird. (Mehr zu den Ursachen und Folgen der Übersäuerung in meinem Buch «Das Säure-Basen-Kochbuch».)

Im Zusammenhang mit Erschöpfungszuständen geht es vor allem darum, dem Körper wieder zu einem optimalen Stoffwechsel zu verhelfen und damit auch die Energieproduktion zu optimieren.

So überprüfen Sie selbst, ob Sie übersäuert sind:
- Kaufen Sie in der Drogerie oder Apotheke pH-Indikatorpapier.
- Halten Sie während mindestens 2 Wochen jeden Morgen ein Indikatorpapier in den ersten Morgenurin.
- Das Papier verfärbt sich und zeigt Ihnen den pH-Wert des Urins an; dieser entspricht ungefähr dem Säuregrad der Körperflüssigkeit. Liegt der pH-Wert meistens zwischen 6,5 und 7,0, sind Sie nicht übersäuert. Liegt er aber mehrheitlich unter diesem Wert, sind Sie übersäuert.

Massnahmen, falls Sie übersäuert sind:
- Essen Sie mittags und abends immer viel Gemüse.
- Nehmen Sie ein Basenpulver oder Basentabletten (aus der Drogerie oder Apotheke), bis der pH-Wert meistens um 7,0 liegt. Nehmen Sie morgens beim Aufstehen und abends vor dem Zubettgehen z.B. je 1 Kaffeelöffel Basenpulver oder 2 Tabletten in Wasser ein.
- Messen Sie weiterhin jeden Morgen den pH-Wert des Morgenurins. Falls er sich innerhalb der folgenden 2–3 Wochen nicht nach oben bewegt, erhöhen Sie die Menge Basenpulver bzw. -tabletten. Meistens wird er sich mit dieser Menge im erwünschten Bereich einpendeln; dann behalten Sie die Menge bei. Falls er dauernd bei etwa 7,4 liegt, reduzieren Sie die Menge wieder etwas.

Neuerdings gibt es auf dem Markt Basenpulver mit Zitronenaroma und mit Fruchtzucker gesüsst. Diese eignen sich besonders gut dazu, die ganze Tagesration (also z.B. 2 Kaffeelöffel) in einem Liter Wasser aufzulösen und über den Tag verteilt zu trinken. Dadurch wird die Aufnahme der basischen Mineralstoffe verbessert.

Reduzieren Sie die Einnahme von Basenpulver erst dann, wenn der pH-Wert dauernd auf der obersten Stufe, also bei pH 7,4, liegt. Je nach Übersäuerung kann es notwendig sein, das Basenpulver jahrelang einzunehmen, und es lohnt sich, die Geduld dafür aufzubringen. Denn neben der Vitaminversorgung ist dies der erste und wichtigste Schritt zur Erreichung eines optimalen Stoffwechsels.

Zu viel Sport ist ungesund

Sport ist ein Thema, das sich heute in extremen Ausprägungen zeigt: Während die einen sich eindeutig zu wenig bewegen, verbringen andere jede freie Minute beim Sport im Fitnessstudio oder im Freien.

Tatsache 1: Wir sind genetisch vorprogrammiert, uns viel zu bewegen.
Tatsache 2: Die Mehrheit der Menschen bewegt sich zu wenig.
Tatsache 3: Eine Minderheit übertreibt die sportliche Aktivität.

Seit Hunderttausenden von Jahren ging der Mensch von morgens bis abends zu Fuss und war ständig unterwegs. Noch in der Mitte des letzten Jahrhunderts ging man in der Stadt wie auf dem Land vorwiegend zu Fuss oder fuhr Rad. Ein Auto besassen nur wenige, und Übergewicht war in der Regel ein Zeichen des Reichtums. Heute ist ein Auto eine Selbstverständlichkeit, genauso wie Kühlschrank, Fernseher, Staubsauger, Waschmaschine und Tumbler, und Letztere möglichst in der eigenen Wohnung, so dass man sich nicht einmal mehr in die Waschküche begeben muss. Tatsache ist, dass wir uns nur noch einen Bruchteil dessen bewegen, was vor fünfzig Jahren normal war. Hinzu kommt, dass die meisten Menschen heute anders als früher einen sitzenden Beruf ausüben.

Frage:
Treiben Sie regelmässig abends Sport? Dann lesen Sie die folgenden Ausführungen besonders aufmerksam.

Gegenüber dem zunehmenden Bewegungsmangel gibt es heute aber auch ausgeprägte Sportfanatiker, die täglich 2–3 Stunden im Fitnesscenter oder andernorts hart Sport treiben. Vom gesundheitlichen Standpunkt aus ist dagegen nichts einzuwenden, vorausgesetzt, die *sportliche Betätigung findet nicht am Abend statt*.

Wenn man abends, wenn man müde ist, noch Sport treibt, müssen die Nebennieren über einen Adrenalin- und Cortisol-Ausstoss dem Körper zu Hilfe kommen (mehr dazu Seite 41f.). Am Morgen oder über Mittag verfügt man noch über so viel Energie, dass es keinen zusätzlichen Hormonstoss braucht. Natürlich erlebt man dann aber auch nicht dasselbe «High», das man bei sportlicher Betätigung am Abend verspürt. Viele meiner Klienten berichten, dass sie sich nach dem Sport besser und so energiegeladen fühlen, dass sie Bäume ausreissen könnten. Dass dies nur eine

Folge des Adrenalinstosses ist und auf die Dauer äusserst schädlich ist, dessen sind sich nur wenige bewusst.

Das «Swiss Forum for Sport Nutrition» der ETH Zürich warnt denn auch auf seiner Website: «Regelmässig streng trainierende Sportler befinden sich auf einer Gratwanderung zwischen bester körperlicher Gesundheit und beeinträchtigter Immunfunktion. (...) Der Grund für dieses erhöhte Risiko liegt wahrscheinlich in der die Immunantwort unterdrückenden Wirkung von Stresshormonen wie dem Adrenalin oder dem Cortisol» (Gleeson et al. 2004).

Dazu kommt, dass Frauen wie Männer, die übermässig viel Sport treiben, meistens, um schlank zu bleiben, zu wenig Kalorien zu sich nehmen. Eine Studie an der ETH Zürich (März 2003, anlässlich der Tagung «Angewandte Sporternährung aus der Sicht der Wissenschaft) über die Rolle der Ernährung bei Sportlerinnen berichtet über verbreitete Essstörungen bei Athletinnen, die insbesondere daher rühren, dass diese Diät halten, um untergewichtig zu bleiben. Die Folgen sind oft Essstörungen wie Anorexie und Bulimie, Amenorrhöe (verspätetes Auftreten oder Ausbleiben der Monatsblutungen) und Osteoporose.

In meiner Praxis stelle ich immer wieder fest, dass eine Mehrheit Sport treibt, um schlank zu werden oder schlank zu bleiben. Dagegen ist nichts einzuwenden, sofern auf eine vernünftige und genügend kalorienreiche Ernährung geachtet wird; andernfalls ist auf die Dauer mit gesundheitlichen Schädigungen zu rechnen. Beispiele dafür sind der folgende Fall einer Frau, die mir von einem Arzt zur Abklärung überwiesen wurde, oder der Jugendliche, dessen Fall auf Seite 44 beschrieben wird.

Fallbeispiel
Frau J. F., 30-jährig, die bis zum Zeitpunkt der Beratung intensiv Triathlon und andere Sportarten betrieben hatte, litt bereits seit zehn Jahren unter Erschöpfungsdepression und CFS (chronisches Müdigkeitssyndrom) und konnte zum damaligen Zeitpunkt nur noch 30% arbeiten. Weitere Symptome: Sehbehinderung, Schwerhörigkeit, chronische Knieschmerzen, Bandscheibenvorfälle, PMS, starke Flatulenz (Blähungen), starker Heuschnupfen, Infektanfälligkeit, Schlafstörungen. Die Testungen ergaben eine reduzierte Funktion des Immunsystems wie auch der Vitalität allgemein. Mineralstoffmangel, Vitamindefizite und die damit zusammenhängende Übersäuerung waren ebenso messbar wie ein bestehender Hyperinsulinismus.

Dieser Fall ist ein Beispiel dafür, wie dem Körper Höchstleistungen abverlangt werden, ohne dafür zu sorgen, dass er auch erhält, was er zur Energiebereitstellung benötigt. Die ärztliche Behandlung schloss unter anderem auf meine Empfehlung auch eine gezielte Vitalstofftherapie (wie Seite 70f. beschrieben) mit ein.

Aber nicht nur Sportler treiben Raubbau an ihrem Körper. Auch andere, zum Beispiel ältere Menschen, nehmen oft lieber grosse Mengen an Schmerzmitteln ein, um – wie früher oder wie die anderen im Verein – eine Wanderung absolvieren zu können, als dass sie auf die Signale und Bedürfnisse des Körpers hören würden. Wir werden in unserem Verhalten oft ausschliesslich vom Kopf gesteuert und von dem Bild, das wir uns von uns selbst machen. Auf den Körper und seine Signale hören wir erst, wenn wir schon genug gelitten haben und er uns durch Krankheit oder Erschöpfung zeigt, dass etwas falsch gelaufen ist.

Stress: zu viel Anspannung – zu wenig Entspannung

Der Begriff Stress ist in den letzten Jahrzehnten zum Allgemeingut geworden. Sowohl Ärzte wie Therapeuten, Psychologen und Psychiater leben zu einem grossen Teil davon, dass Menschen bei der Bewältigung der negativen Folgen von Stress Hilfe benötigen.

Die negativen und die positiven Seiten von Stress

Stress wird heute vor allem in seiner negativen Ausprägung wahrgenommen. Er kann verschiedenste Ursachen haben.
Emotionale Stressoren können sein:
Ärger, Aufregung
Wut, Angst, Hass
zu viel Arbeit
Schocks, Trauer, Euphorie
Gefühle der Überforderung
zu wenig Anerkennung

Physikalische oder biochemische Stressoren sind etwa:
Kälte, Hitze, Lärm
Alkohol, Drogen
minderwertige Ernährung
chronische Überanstrengung
zu wenig Schlaf

Solange wir nicht unter den Folgen von Stress leiden, kann er aber durchaus auch *positiv* erlebt werden. Denn: Stress gibt uns ein Gefühl von Lebendigkeit, das Gefühl, wichtig zu sein, das Gefühl von Leistungsfähigkeit, Stress bewahrt einen auch davor, die eigene Leere zu spüren und darunter zu leiden, er gibt Energie, lässt uns uns selbst spüren, hilft uns, den Tag zu strukturieren, er bewahrt uns vor Langeweile, davor, unsere eigenen Probleme angehen und unser Leben ändern zu müssen.

Die Kunst besteht darin, selbst zu bestimmen, wie viel Stress man braucht oder ertragen kann. Mit anderen Worten gilt es festzustellen, ob der Stress bereits negative Folgen für einen hat oder ob man noch von seinen Energien profitiert.

Die Reaktion auf Stress: Flucht oder Kampf

Die Antwort auf Stress wird durch das autonome Nervensystem reguliert, jenes System, das auch so wichtige Funktionen wie den Herzschlag und die Atmung reguliert.

Das autonome Nervensystem gliedert sich in zwei Teile, das sympathische Nervensystem und das parasympathische Nervensystem (= Vagus). Das sympathische Nervensystem reguliert das, was die Wissenschaftler die Flieh-oder-Kämpf-Antwort nennen. In einer Stresssituation wird augenblicklich vom Cortex ein Signal zum sympathischen Nervensystem gesandt, das den Körper auf eine sofortige Reaktion vorbereitet.

Traf der Mensch in vorgeschichtlicher Zeit zum Beispiel beim Beerenpflücken auf einen hungrigen Bären, musste der Körper sofort bereit sein für eine angemessene Reaktion. Die Nebennieren pumpen Stresshormone (Adrenalin und Noradrenalin). Diese Hormone rufen eine Kettenreaktion hervor, die den Körper in Kampfbereitschaft versetzt: Der Blutdruck steigt an, das Herz pumpt schneller, der Blutfluss wird vom Verdauungssystem in die Muskeln umgeleitet, die mit Energie für die Fluchtreaktion versorgt werden müssen. Der Stoffwechselumsatz erhöht sich, da der Körper mehr Sauerstoff benötigt, um die benötigte Aktivität zu erbringen. Die Pupillen der Augen erweitern sich, um mehr Licht aufzunehmen. Und während all dies geschieht, beginnt ein anderer Teil der Nebennieren das Stresshormon Kortison zu produzieren. Dieses erhöht den Blutzuckerspiegel, was wiederum mehr Zucker, also «Benzin» zur Verbrennung, freisetzt.

Mit einem Wort: Die Flucht-oder-Kampf-Antwort bringt uns in Aktion. Sie gibt uns die Menge Energie, die wir benötigen, wenn wir um unser Leben rennen oder kämpfen müssen. Dieser Mechanismus war in der Zeit, als der Mensch noch in Höhlen hauste, sicherlich nützlich, um zu überleben. Das Wichtige dabei in unserem Zusammenhang: Die Stresshormone wurden dabei aufgebraucht.

Heute aber erleben die wenigsten von uns einen Frontalkampf oder werden von wilden Tieren gejagt. Unsere Tage sind nicht geprägt durch den Überlebenskampf in der freien Natur, sondern eher jenem mit wütenden Vorgesetzten, schwierigen Kunden, Überarbeitung, unfreundlichen Kassierern, aufreibenden Scheidungen, Verkehrstaus, uneinsichtigen Politikern und den Zwängen der Wirtschaft. Für unser Hirn ist all dies aber nichts anderes als Stress, und sobald es Stress wahrnimmt, schaltet es auf Kampfstellung um und initiiert die Flucht-oder-Kampf-Bereitschaft. Für die

Frage:
Stehen Sie permanent unter Stress? Fühlen Sie sich ständig bis an die Grenzen Ihrer Leistungsfähigkeit gefordert und unter Druck? Der umfangreiche Fragebogen Seite 45ff. zeigt Ihnen, wie gestresst Sie tatsächlich sind.

meisten von uns ist allerdings das Niederschlagen des Vorgesetzten oder das Wegrennen vor den Kollegen normalerweise keine gute Antwort. Und da wir also weder kämpfen noch davonrennen können, bleiben die *Stresshormone im Körper*, wo sie mit der Zeit an jedem Organsystem, vom Herzen bis zum Gehirn, schweren Schaden anrichten können.

Was bewirken die Stresshormone im Körper?

- Immunsystem wird geschwächt
- Psyche reagiert mit Depressionen
- Herzkreislauf: erhöhte Gefahr von Herzinfarkt, hoher Blutdruck
- Atemorgane: Verengung der Bronchialäste, Asthma
- Verdauung: Störung der Magen- und Darmfunktionen, Durchfälle
- Hirnfunktionen: Störung der Denkfunktion und der Erinnerungsfunktion
- hormonausschüttende Drüsen verändern ihre Leistungen

Merke:
Stress hat viele negative Auswirkungen auf den Stoffwechsel!

Insbesondere die verminderte Leistung der hormonausschüttenden Drüsen, der Schilddrüse, der Bauchspeicheldrüse (Pankreas) und der Nebennieren, erzeugt besonders starke Symptome von Müdigkeit und Erschöpfung. Bei schon seit langer Zeit andauernder Müdigkeit und Erschöpfung sind denn auch fast immer Unterfunktionen der endokrinen Drüsen mitbeteiligt, manchmal sind sie sogar die Hauptursache. Diese Unterfunktion wird meist von der Schulmedizin nicht erkannt oder sogar verneint.

Anhand von vielen Fällen in meiner Praxis hat sich gezeigt, dass Schilddrüse, Bauchspeicheldrüse und Nebennieren demselben Muster folgen: Zuerst besteht der Stress und die *Überbelastung* des Organs, darauf folgt die *Überfunktion*, die uns hilft, den Stress zu meistern und weiter zu funktionieren. Nach einiger Zeit erfolgt eine *Erschöpfung* des Organs und damit die *Unterfunktion*. Darauf folgen Müdigkeit und Erschöpfung, oft begleitet von Krankheiten.

Die Grundursache ist immer Stress und Überbelastung, die während sehr langer Zeit andauern und den Körper in eine chronische Alarmsituation versetzen, wobei der Stress nicht von allen Menschen gleich schnell und gleich stark wahrgenommen wird.

Hormondrüsen-Unterfunktion

Die *Schilddrüse* ist sozusagen das Gaspedal des Stoffwechsels. Wenn die Schilddrüse nicht mehr genügend Hormone produziert, verlangsamt sich der Stoffwechsel. Meistens folgt dann eine leichte Gewichtszunahme, und als weitere Symptome einer Schilddrüsen-Unterfunktion können Störungen im Wärmehaushalt, Müdigkeit, Schmerzempfindlichkeit, Verstopfung auftreten.

Die *Bauchspeicheldrüse* produziert verschiedene Stoffwechselhormone und Verdauungsenzyme.

Bei Stress essen die meisten Menschen vermehrt Kohlenhydrate, weil sie instinktiv spüren, dass die Kohlenhydrate ihnen die nötige Energie liefern, um mit der Überbelastung fertig zu werden. In der Folge muss die Bauchspeicheldrüse mehr Insulin ausschütten. Dauert dieser Zustand während Jahren an, gerät das feine Gleichgewicht zwischen der Höhe des Blutzuckerspiegels und der entsprechenden Insulinausschüttung durcheinander. Die Bauchspeicheldrüse reagiert «hysterisch» und schüttet im Verhältnis zur Höhe des Blutzuckerspiegels zu viel Insulin aus. Damit besteht dauernd ein Zustand der Unterzuckerung mit den Symptomen Müdigkeit, Heisshunger nach Süssigkeiten, Gewichtszunahme um die Bauchregion, Konzentrationsstörungen und als Endeffekt hoher Blutdruck. Hält dieser Zustand sehr lange an, schüttet die Bauchspeicheldrüse schliesslich nicht mehr genügend Insulin aus, und dann sprechen wir von Diabetes 2 (siehe Seite 34).

Bei Stress essen wir meistens vermehrt Kohlenhydrate und schwächen so mit der Zeit den Zuckerstoffwechsel und damit die Energieproduktion.

Die *Nebennieren* schütten verschiedene Hormone aus. Sie werden wie die Schilddrüse und die Bauchspeicheldrüse vom Hypothalamus (Hormondrüse im Gehirn) gesteuert. In Stresssituationen, also wenn der Körper mehr Energie benötigt, schütten sie vermehrt Adrenalin und Cortisol aus. Diese erhöhen den Blutzuckerspiegel, worauf die Bauchspeicheldrüse mit vermehrter Insulinausschüttung reagieren muss. Dies bewirkt zuerst eine erhöhte Wachsamkeit (Adrenalinstoss) mit einer plötzlichen Energiezunahme (Blutzuckererhöhung), einer beschleunigten Herztätigkeit und verstärkten Durchblutung der Muskulatur.

Die vermehrte Ausschüttung von Nebennierenhormonen stört das Immunsystem und den Zuckerstoffwechsel.

Viele chronisch übermüdete Menschen sind eigentliche «Adrenalin-Junkies»: Sie treiben ihren Körper dazu an, täglich Adrenalin auszuschütten, indem sie dem natürlichen Müdigkeitsgefühl nicht (z.B. durch einen kurzen Schlaf oder eine Entspannungsphase) nachgeben, sondern stur weiterarbeiten. Auf die anfängliche Müdigkeit (oft gegen Abend) folgt dann ein Gefühl extremer Wachheit und Leistungsfähigkeit. Dasselbe geschieht auch bei all jenen, die abends noch Sport treiben und dann ein Gefühl unbändiger Energie verspüren: ein eindeutiges Zeichen dafür, dass eine Adrenalinausschüttung stattgefunden hat.

Kommt es ständig zu solchen Adrenalinausschüttungen, ermüden die Nebennieren, und das Resultat ist das chronische Müdigkeitssyndrom, CFS oder Burnout.

Fallbeispiel

H. P., 17 Jahre alt und deutlich anorektisch (= untergewichtig), kam zu mir in die Beratung wegen chronischem Schwindel, Gefühlen des Abwesendseins und Konzentrationsunfähigkeit. Er fühlte sich dauernd müde und unruhig. Immer öfter musste er deshalb der Arbeit fernbleiben. Da er Profifussballer werden wollte, hatte er neben seiner Lehre jeden Abend Fussballtraining. Die Testungen ergaben, dass er bereits eine Unterfunktion der Nebennieren und des Pankreas hatte; ausserdem wies er einen akuten Eiweissmangel auf und litt an Übersäuerung (Mangel an basischen Mineralstoffen). Nachdem er einen Monat ein sehr niedrig dosiertes Multivitaminpräparat zur Stärkung der Bauchspeicheldrüse und eine eiweissreichere Nahrung zu sich genommen hatte, waren die Symptome unverändert. Ein Gespräch mit ihm und seiner Mutter, die jeden Tag ins Fitnessstudio ging, ergab, dass sie beide «Adrenalin-Junkies», also süchtig nach dem täglichen Adrenalinschub waren. Ich erklärte ihnen den Zusammenhang zwischen Nebennierenerschöpfung, Adrenalinstoss, Erschöpfung der Bauchspeicheldrüse und Blutzuckerspiegelschwankungen. Drei Monate später fühlte er sich dank der Einhaltung meiner Ernährungsanweisungen und der Einnahme von Vitalstoffen und Eiweisspräparaten körperlich zwar etwas besser, aber psychisch ging es ihm immer schlechter, da er merkte, dass er sein Fussballtraining nicht mehr aufnehmen konnte. Er nahm eine Psychotherapie auf.

Ich sah ihn dann erst nach eineinhalb Jahren wieder. Er fühlte sich psychisch wieder stark, seinen Eiweissmangel hatte er immer noch nicht ganz aufgeholt, und seine Bauchspeicheldrüse befand sich immer noch im Stadium des Hyperinsulinismus. Sein Ziel war jetzt nicht mehr, Fussballprofi zu werden. Er hatte sein Hauptinteresse auf die Mode verlegt und wollte Model werden (er war immer noch anorektisch).

Erfahrungsgemäss geht es 4–6 Jahre, bis sich die Nebennieren wieder voll erholt haben.

Die Sucht nach dem Adrenalinkick, die sich immer wieder bei Fitnessfans und Sportlern beobachten lässt, ist eine eigentliche Sucht nach dem Energieschub und dem damit verbundenen «High»-Gefühl; ohne diesen Schub fühlen sich diese Menschen schlecht und müde (siehe dazu auch Seite 38ff.).

Fragebogen: Stehen Sie unter Stress?

Der nachfolgende Test (übersetzt und überarbeitet aus: «Adrenal Fatigue» von James L. Wilson) hilft Ihnen festzustellen, ob Sie sich in einer Stresssituation befinden oder sich längere Zeit darin befunden haben und als Folge schon entsprechende Organfunktionsstörungen oder Krankheiten haben.

Füllen Sie ihn wahrheitsgetreu aus. Die Auswertung finden Sie am Schluss.

Setzen Sie bei den folgenden Fragen jeweils die entsprechende Zahl ein:

0 = nie, sehr selten
1 = manchmal, nur wenig
2 = oft, aber nicht regelmässig
3 = dauernd, intensiv

Allgemeine Faktoren, die auf Stress hindeuten

Frage Nr.	früher	jetzt	
1			Ich habe lang andauernde Stressperioden hinter mir.
2			Ich hatte/habe mehrere stressige Ereignisse hinter mir, die mein Wohlbefinden stark beeinträchtigt haben.
3			Ich habe mich selbst bis zur Erschöpfung getrieben.
4			Ich arbeite oft zu viel und ohne Unterbrechungen.
5			Ich habe immer wieder und für längere Zeit Atemwegserkrankungen.
6			Ich habe lange Cortisontherapien hinter mir.
7			Ich neige zu Gewichtszunahme, insbesondere um Taille (Bauch).
8			Ich bin alkohol-/drogenabhängig.
9			Ich habe Diabetes 2.
10			Ich habe eine oder mehrere chronische Krankheiten.

Total   **Punkte**

Schlüsselsignale und Symptome unter Stress

Frage Nr.	früher	jetzt	
1			Ich komme mit Stress und Druck nicht mehr so gut zurecht wie früher.
2			Ich bin bei der Arbeit weniger produktiv.
3			Ich habe Mühe, mich zu konzentrieren.
4			Unter Druck habe ich oft zitternde Hände oder bin sehr nervös.
5			Unter Druck spüre ich meinen Magen oder habe unerklärliche Durchfälle.
6			Ich leide unter unerklärlichen Ängsten.
7			Ich habe viel weniger Lust auf Sex als früher.
8			Ich bin chronisch müde und fühle mich nach dem Schlafen nicht besser.
9			Ich habe Allergien bekommen oder habe unerklärliche allergische Reaktionen.
10			Ich habe manchmal schwache Muskeln.

Total   **Punkte**

Energiemuster unter Stress

Frage Nr.	früher	jetzt	
1			Ich muss mich oft zum Weitermachen zwingen.
2			Ich werde schnell müde.
3			Ich habe am Morgen Mühe aufzustehen, von selbst erwache ich kaum vor 10 Uhr.
4			Ich habe ganz plötzlich keine Energie mehr.
5			Nach dem Mittagessen fühle ich mich viel besser.
6			Ich habe oft einen Kräfteeinbruch nachmittags zwischen 15 und 17 Uhr.
7			Ich muss regelmässig Zwischenmahlzeiten essen, sonst werde ich aggressiv und müde.
8			Am besten fühle ich mich am frühen Abend um 18 Uhr.
9			Abends bin ich oft zwischen 21 und 22 Uhr sehr müde, will dann aber noch nicht zu Bett gehen.
10			Ich arbeite oft am besten spät in der Nacht oder bis gegen den Morgen.

Total   Punkte

Durch Stress hervorgerufene Essgewohnheiten

Frage Nr.	früher	jetzt	
1			Ich brauche morgens unbedingt einen Kaffee oder ein anderes aufputschendes Getränk, um in Schwung zu kommen.
2			Ich habe oft einen Heisshunger auf fette Speisen und fühle mich danach besser.
3			Ich habe oft einen Heisshunger auf salzige Speisen.
4			Ich habe oft einen Heisshunger auf süsse Speisen (Kuchen, Schokolade usw.).
5			Ich esse oft Früchte zwischen den Mahlzeiten.
6			Ich fühle mich schlecht, wenn ich eine Mahlzeit auslasse.
7			Mein Kaffee-/Schwarztee-/Grüntee-/Pfefferminztee-Konsum hat sich rapid vergrössert.
8			Ich merke, dass ich Alkohol nicht gut vertrage.
9			Nach Kaffee habe ich oft Schweissausbrüche.
10			Ich trinke regelmässig Kaffee nach dem Essen und/oder eine kleine Süssigkeit dazu.

Total   Punkte

Auswertung

Der Hauptzweck dieses Tests besteht darin, dass Sie sich über Ihre Symptome und darüber, ob sich Ihr Befinden in den letzten Jahren stark verändert hat, Gedanken machen. Versuchen Sie die Antworten so ehrlich wie möglich zu geben.

Zählen Sie die Punkte der beiden Kolonnen «früher» und «jetzt» zusammen.

Ergeben die Antworten in den beiden Kolonnen jeweils unter 10 Punkten, funktionieren Ihre Drüsen noch sehr gut, und Sie leiden nur geringfügig oder vorübergehend unter Stress.

Sind die Antworten in der zweiten Kolonne («jetzt») um 10 Punkte höher als in der ersten Kolonne, zeigt dies, dass Sie unter vermehrtem Druck stehen.

Liegt das Total in der zweiten Kolonne überall zwischen 20 und 30 Punkten, sollten Sie dringend Massnahmen ergreifen, um Ihren Stress abzubauen (siehe Seite 55ff.).

Stress und Vitalstoffmangel

Stress führt zu einem erhöhten Energieverbrauch und zu einem erhöhten Mikronährstoffverbrauch.

Wissenschaftliche Untersuchungen haben gezeigt, welche Folgen der durch Dauerstress bewirkte Vitamin- und Mineralstoffmangel hat:

Durch Stress hervorgerufene Vitalstoffmängel

Vitalstoff	Folge	Symptome
Magnesiummangel	Stresshormone erhöhen den Ausstrom von Magnesium. Steigerung der Erregbarkeit des Organismus.	Angst, Depressivität, innere Unruhe, motorische Unruhe, Ticks, Schlafstörungen, Migräne, Spannungskopfschmerz, Krämpfe in Muskeln und im Darm
Zinkmangel	Cortisol mobilisiert Zink aus den Bindungsstellen und behindert so seine biochemische Funktion.	Weisse Flecken im Nagelbett der Fingernägel, Schwächung des Immunsystems, Geschmacksstörung, Geruchsstörung
Vitamin-C-Mangel	Schwächung des Immunsystems durch Abnahme der Beweglichkeit der Fresszellen (Makrophagen)	Erhöhte Infektanfälligkeit, häufige Erkältungen, Halsschmerzen
Vitamin-B_6-Mangel	Erhöhter Bedarf durch nervliche Belastung	Hautprobleme, Haarausfall, Polyneuropathien (Nervenentzündungen), immunologische Störungen

Wie reagieren wir bei Dauerstress?

Da es uns normalerweise lange Zeit nicht bewusst ist, dass wir unter Stress stehen, reagieren wir unbewusst ganz unterschiedlich darauf: vom Griff zu Drogen (Joint, Kokain) oder Medikamentenmissbrauch (z.B. Psychopharmaka, Schlafmittel) über Alkohol, Nikotin, Koffein in Form von Kaffee, Schwarztee, Grüntee, Pfefferminztee, Cola oder Designer-Wachmacher (wie Red Bull); von einer drastischen Zu- oder Abnahme der Nahrungsaufnahme über die zunehmende Lust auf Süssigkeiten bis zum erhöhten Konsum von Junk-Food, weil weniger Zeit zum Kochen zur Verfügung ist, und damit einem Mangel an Vitaminen und Mineralstoffen.

Fallbeispiel

H. P. 32-jährig, kommt zu mir mit folgenden Symptomen: starke Magenübersäuerung (nimmt seit zwei Jahren Säureblocker), Bluthochdruck, Migräne, Durchfall, Blähungen, Heuschnupfen, nimmt Beruhigungsmittel, ist ständig müde, hat Stress, Ärger und Sorgen. Er ist ziemlich übergewichtig, trinkt täglich Alkohol (Bier, Whisky) und hält sich mit Kaugummi und Süssigkeiten auf den Beinen. Die Testung ergibt, dass er einen starken Hyperinsulinismus hat (daher der dauernde Drang nach Süssigkeiten), dass sein vegetatives Nervensystem geschwächt ist, dass er stark übersäuert ist und seine Nebennieren bereits geschwächt sind. Ausserdem hat er einen Eiweissmangel.

H. P. ist Juniorchef in einem KMU-Betrieb und hat drei kleine Kinder. Da die Firma ums Überleben kämpfte und er unter Geldmangel litt, hatte er sich seit Jahren keine Ferien mit seiner Familie mehr leisten können. In dieser Situation konnte man nicht einfach sagen: Nehmen Sie sofort ein paar Wochen Urlaub. Über eine drastische Reduzierung der Kohlenhydrate nahm er innerhalb von zwei Monaten fünf Kilogramm ab und konnte mit Hilfe von Basenpulver auch die Einnahme der Säureblocker reduzieren. Dank Vitalstoffen, strikter Trennkost und Entsäuerung gewann er so viel Energie, dass er sein Arbeitspensum besser bewältigte. Nach dem Tod seines Vaters nahm er das erste Mal wieder Ferien, er fühlt sich allgemein wohler und gönnt sich jetzt einen zusätzlichen freien halben Tag in der Woche, den er mit seinen Kindern verbringen will. Er hat immer noch die Tendenz, zu viel Kohlenhydrate zu essen, und bezeichnet sich selbst als «Kohlenhydrat-Junkie», aber er passt doch generell besser darauf auf.

H. P. stand kurz vor einem Burnout, konnte es aber mit den beschriebenen Massnahmen noch vermeiden.

Was können wir tun bei Stress?

Zunächst gilt es, den Stress erst einmal zu realisieren. Dabei kann der obige Test oder die einfache Auflistung in zwei Spalten nach dem Muster auf Seite 24 helfen.
- Das Erste und Wichtigste ist also, sich die Zeit zu nehmen und zuerst die *Situation zu analysieren:* Was stresst mich in erster Linie? Was kostet mich zu viel Energie? Denken Sie dabei positiv: Schauen Sie sich die Fakten an und

bestätigen Sie sich selbst: «Was immer passiert, ich finde die bestmögliche Lösung dafür.»
- Wie kann ich die stressverursachende *Situation ändern* (Aussprache, Kündigung, mehr Schlaf, Ferien machen usw.)?
- Wo muss ich *mein Verhalten ändern?* Viele Menschen glauben, ständig anderen helfen zu müssen, und machen die Probleme ihrer Freunde, Bekannten und Arbeitskollegen zu ihren eigenen. Seien Sie ehrlich mit sich selbst: Tue ich das, weil es mir gut tut, mich gebraucht zu fühlen, oder tue ich es, weil ich nicht Nein sagen kann? Oder lasse ich mich sogar von anderen ausnützen? Seien Sie sich bewusst, dass es oft nicht einfach ist, sich selbst auf die Spur zu kommen, welche Motive einen dazu antreiben.
- Machen Sie jeden Abend die Übung «Meine positiven Eigenschaften» (siehe Kästchen).
- Analysieren Sie Ihre Ernährung: Habe ich genügend Vitalstoffe? Leide ich unter Hyperinsulinismus? Nehmen Sie die nötigen Änderungen vor.
- Nehmen Sie die nötigen Vitalstoffe und pflanzlichen Mittel.
- Sorgen Sie für mehr Bewegung: wandern, gärtnern, mit dem Hund spazierengehen, besorgen Sie sich ein Abonnement in einem Fitnessstudio (Achtung: kein Fitnesstraining am Abend! Gehen Sie es locker an, lassen Sie den Ehrgeiz zuhause und hören Sie auf, sobald sich Müdigkeit zeigt!)

Übung «Meine positiven Eigenschaften»

Die folgende Übung stammt von einem Managementberater. Sie ist verblüffend einfach und dennoch von erstaunlich grosser Tragweite.

Schreiben Sie jeden Abend vor dem Einschlafen fünf positive Eigenschaften von Ihnen auf. Zum Beispiel:
- *Ich bin ein freundlicher, hilfsbereiter Mensch.*
- *Ich habe schöne, blaue Augen.*
- *Ich habe heute mit einer Mitarbeiterin ein gutes Gespräch geführt.*
- *Ich habe heute gut gearbeitet und bin stolz auf meine Arbeit.*
- *Ich habe heute gut auf meine Ernährung geachtet.*

Diese scheinbar banalen Sätze haben eine suggestive Wirkung: Sie programmieren uns von negativem Denken auf positives Denken um. Indem wir positiv von uns denken, haben wir auch eine bessere Wertschätzung von uns selbst. Das gibt Energie statt Energie zu rauben und vermittelt uns **Selbstvertrauen**. *Selbstvertrauen benötigen wir, um unsere Situation zu ändern. Und dieses Selbstvertrauen können wir uns nur selbst geben.*

Kurze Morgenübung: Ich bin ganz bei mir

Setzen Sie sich auf den Bettrand, die Beine leicht auseinander, die Hände auf die Oberschenkel gelegt, die Augen geschlossen. Gehen Sie in Gedanken, bei den Füssen beginnend, durch den ganzen Körper:
- Ich bin ganz in meinen Füssen, die Füsse werden warm, ich spüre meine Zehen, ich spüre meine Knöchel, ich spüre meine Waden, meine Knie, meine Oberschenkel, meine Hüften.
- Dann spüren Sie den Rücken hinauf bis zu den Schultern: Ich spüre mein Steissbein; meine Rückenwirbel liegen gerade und im nötigen Abstand aufeinander, die Rückenmuskulatur hilft meinen Rumpf zu tragen, meine Schultern sind ganz entspannt, mein Rücken ist gerade, meine Schultern sind gut durchblutet, Arme, Ellbogen und Hände sind ganz warm.
- Spüren Sie weiter vom Beckenboden bis zu den Schultern hinauf: Ich spüre meine Harnröhre, meine Blase, meinen Darm, links und rechts im Kreuz meine Nieren mit den Nebennieren; meine Bauchspeicheldrüse (links unter den Rippen) funktioniert prima, meine Leber (rechts unter den Rippen) entgiftet und entsorgt all die Stoffe, die ich nicht benötige, mein Herz schlägt regelmässig, meine Lungen füllen sich mit viel Sauerstoff.
- Mein Hals ist locker, meine Zähne sind gesund, meine Nase ist frei, meine Augen sind frisch und ich sehe sehr gut; mein Gehirn ist gut durchblutet und mein Gedächtnis ist ausgezeichnet; ich spüre mich bis in die Haarspitzen.

Diese Übung dauert etwa fünf Minuten. In diesen kurzen fünf Minuten schlüpfen Sie mit Ihrem Bewusstsein ganz in Ihren Körper. Sie sind voll da und voller Energie! Am besten gelingt die Übung, wenn man einmal einen Anatomieatlas genau studiert hat, damit man sich die Körperteile und inneren Organe richtig vorstellen kann.

Bleiben Sie zum Schluss noch ein paar Minuten ruhig sitzen, stellen Sie sich den kommenden Tag vor, wie Sie ihn jetzt ganz bei sich und entspannt beginnen. Stehen Sie dann langsam auf, gähnen und räkeln Sie sich: Hier bin ich! Sie sind sich Ihrer selbst voll bewusst, ruhig und Herr/Herrin Ihrer selbst.

Wenn Sie wollen, können Sie die Übung noch mit ein paar positiven Affirmationen beschliessen:
- Ich beginne den Tag voller Freude und Dankbarkeit.
- Ich weiss, dass ich die mir gestellten Aufgaben mit all meiner Kraft und mit all meinem Können angehe.
- Ich öffne mein Herz für alle Menschen, denen ich begegne, und ich bestimme von Fall zu Fall selbst, was mit mir geschieht.

Selbstverständlich kann man sich auch von aussen durch verschiedene *Entspannungsmethoden* oder *Therapien* Hilfe holen: zum Beispiel Bachblütentherapie, NLP (Neurolinguistisches Programmieren), einen persönlichen Coach engagieren, Meditation, Tai Chi, Yoga, Massagen, Shiatsu, Kinesiologie, psychosomatische Energetik nach Dr. Banis, Familienaufstellen, Homöopathie, entspannende Musik hören usw.

Frage:
Wann fühlen Sie sich stressfrei? Wenn ich

Warum machen Sie das nicht öfter?

Stress-Vermeidungs-Strategien

- besseres Time-Management, z.B. durch Führen einer persönlichen Agenda, in der alle fixen Termine zum Voraus genau eingetragen sind, damit wir eine bessere Übersicht über unsere Zeiteinteilung haben
- Konflikte bearbeiten
- autogenes Training
- sich selbst durch Gesprächstherapie oder durch die Übung «Meine positiven Eigenschaften» besser kennenlernen
- meditieren
- Therapien machen oder Kurse besuchen
- mehr Pausen machen
- früher schlafen gehen
- die Freizeit geniessen und nicht mit energieraubenden Tätigkeiten füllen

- den Körper über die Ernährung stärken: viel frisches Gemüse, Obst, Vollkorngetreide, Milchprodukte, Hülsenfrüchte; zur Energieeinsparung Trennkost (siehe Seite 72ff.)
- Einnahme von Vitalstoffpräparaten, um Verluste zu vermeiden oder auszugleichen (Multivitaminpräparat, Multimineralstoffpräparat; siehe Seite 63ff.), den Säuren-Basen-Haushalt regulieren (siehe Seite 37f.)
- Einnahme von pflanzlichen Präparaten zur Stärkung (Ginseng, Ginkgo, Echinacea) oder zur Beruhigung (Baldrian, Melisse, Taigawurzel, Passionsblume; siehe Seite 67f.)
- und viel Bewegung an der frischen Luft, faulenzen, genügend Schlaf, gemütliches Beisammensein mit Freunden

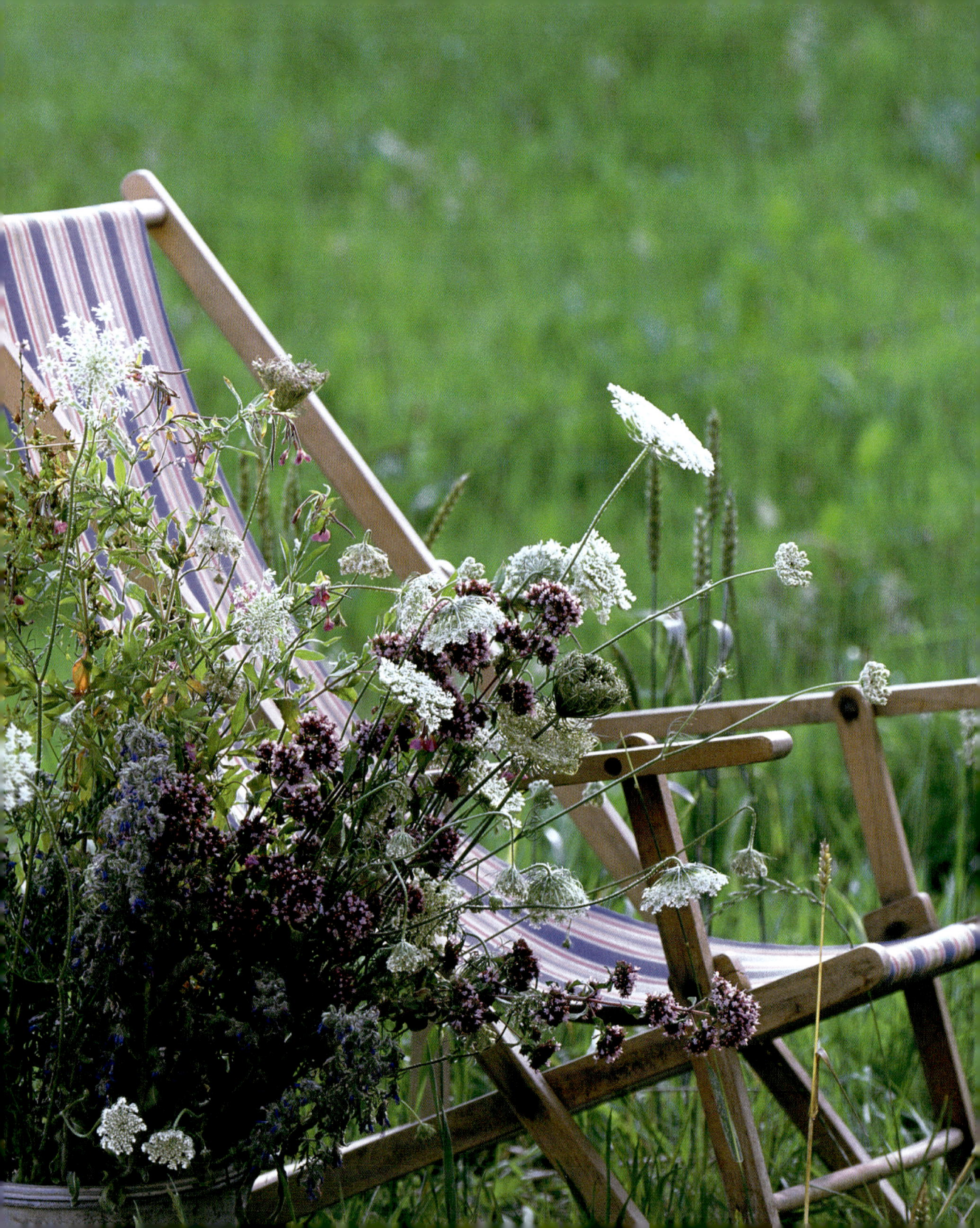

Burnout und CFS – die totale Erschöpfung

Burnout – das langsame Erlöschen der Energie

Auf den ersten Blick scheinen Burnout-Syndrom und CFS (Chronic Fatigue Syndrome, chronisches Müdigkeitssyndrom) denselben Zustand zu beschreiben. Sie sind beide das Endresultat einer langen Vorgeschichte von beruflicher und/oder emotionaler Überanspannung und in der Folge eines langsamen Erlöschens der Energie bis hin zum völligen Ausgebranntsein. Die Vorgeschichte kann jahrelang dauern, und die Ursachen werden oft auf äussere Umstände geschoben. Betroffen sind meistens Menschen mit einem Überengagement für den Beruf, die oft ihr Selbstwertgefühl über das Gefühl der Unentbehrlichkeit heben. Kommen zur körperlichen Überanstrengung ein Mangel an Anerkennung oder andere Frustfaktoren hinzu, beginnt oft eine schleichende, unterschwellige Depression.

Fallbeispiel

M. L., ein sehr grosser, kräftiger Mann mittleren Alters, ist Professor an einer Universität in Deutschland. Er kommt zu mir in die Beratung, weil er nachmittags kaum mehr fähig ist, seine Vorlesungen zu halten. Er sei ganz erschöpft, könne keinen Sport mehr treiben, sei launisch, leide unter starken Stimmungsschwankungen und fühle sich selbst nach neun Stunden Schlaf immer noch nicht ausgeruht. Er hat eine chronische Zahnfleischentzündung. Die Testung ergab vor allem eine Schwächung der Nebennieren, ein geschwächtes vegetatives Nervensystem, Darmdysbiose (Mangel an Acidophilus und Bifidobakterien). Er realisiert selbst, dass er durch ständige Überbelastung und den psychisch besonders belastenden, nicht zu bewältigenden Konflikt mit seinen Kollegen in ein leichtes Burnout geraten ist.

Dank seines im Übrigen relativ guten Gesundheitszustandes hat er mit Hilfe von gezielten Vitalstoffgaben und pflanzlichen Mitteln nach zwei Monaten bereits einen grossen Energiezuwachs verspürt und war die ganze Zeit über fähig, seine Vorlesungen weiter zu halten. Nach langen Gesprächen über seine persönliche Stresstoleranz hat er in der Folge einige Massnahmen ergriffen, um den Stress besser in den Griff zu bekommen.

M. L. hatte die typischen Symptome eines Burnouts, war aber noch nicht im Stadium des CFS.

Die Psychiatrische Universitätsklinik Zürich beschreibt Burnout als Prozess mit den folgenden drei Hauptmerkmalen:
- Burnout beginnt mit Spannungen, die sich aus einer Diskrepanz zwischen den Erwartungen, Absichten, Zielen und Idealen einer Person und den Anforderungen und Realitäten des beruflichen Alltags ergeben.

- Stressoren, die sich aus einem solchen Ungleichgewicht ergeben, entwickeln sich allmählich und können von den betreffenden Personen bewusst erlebt werden oder lange Zeit unbemerkt bleiben.
- Die Art und Weise des Umgangs mit diesen Stressoren ist entscheidend dafür, ob sich ein Burnout entwickelt oder nicht.
(siehe www.swissburnout.ch)

Behandlung von Psyche und Körper

Merke:
Jede psychische und geistige Erschöpfung zeigt sich auf der Körperebene als Symptom oder Krankheit, und umgekehrt haben der Körper und sein Stoffwechselzustand einen Einfluss auf den psychisch-geistigen Zustand.

Interessanterweise behandeln sämtliche Publikationen das Thema Burnout nur auf der psychischen Ebene, nie aber auf der körperlichen. Ebenso erfährt man in den zahlreichen Angeboten von Psychiatern, Psychologen, Personalchef-Schulungen, Wellnesskliniken, Abendkursen, Selbsthilfegruppen, speziellen Meditations-, Entspannungs- und Massagetechniken für Burnout-Betroffene nie, dass parallel zur psychischen auch die Körperebene behandelt und gestärkt werden sollte. Selbst Ärzte untersuchen oder behandeln solche Fälle nie speziell auf Erschöpfung hin, sondern nehmen in der Regel lediglich die normalen, für den jährlichen Check-up üblichen Labortests vor und schreiben Burnout-Patienten dann für ein paar Wochen oder Monate krank mit dem Hinweis, sich zu erholen und zu entspannen.

Alle diese Massnahmen sind zweifellos wichtig und nützlich. Da der Mensch aber aus Körper, Seele und Geist besteht, ist es fatal, ihn nur auf einer der Ebenen zu behandeln. Insbesondere da sich auf der körperlichen Ebene ausserordentlich viel unternehmen lässt, um aus einem Burnout herauszukommen.

Fallbeispiel
Frau X. macht ein Abendstudium, um sich weiterzubilden. Sie hat seit einem Jahr keine Ferien mehr gehabt, da sie ihre ganze Freizeit für das Studium verwenden muss. Auch ihre Freundschaften konnte sie nicht mehr pflegen. Sie merkt, dass sie geistig-psychisch in einen Erschöpfungszustand gerät und sich bei ihr Anzeichen von Depressionen und Schlafstörungen zeigen. Um sich die nötige Energie zu verschaffen, hat sie begonnen, mehr Süssigkeiten zu essen. Dabei ist sie in einen Hyperinsulinismus geraten mit den Folgen einer chronischen Unterzuckerung und dem Teufelskreis von Müdigkeit, Hunger nach Süssigkeiten, Blutzuckeranstieg mit schnellem Blutzuckerabfall, Lust auf Süssigkeiten usw. Gleichzeitig hat sie immer mehr zugenommen, was wiederum nicht zur Steigerung ihres Selbstwertgefühls beiträgt.

Solche Beispiele liessen sich dutzendfach aufzählen, immer auch mit Folgen auf der körperlichen Ebene. Deshalb hat eine Behandlung allein auf der psychischen Ebene keinen Sinn. Solange ein Hyperinsulinismus besteht, wird der Erschöpfungszustand bestehen bleiben. Deshalb sind Massnahmen auch auf der körperlichen Ebene unbedingt erforderlich.

CFS – die Steigerung des Burnout

CFS ist eine Krankheit mit gesteigerter geistiger und körperlicher Ermüdung und Erschöpfung, die dauernd oder intermittierend seit mindestens sechs Monaten ohne erkennbare Besserungstendenz besteht, mit einer mindestens fünfzigprozentigen Leistungsminderung einhergeht und typischerweise zu einem genau bestimmbaren Zeitpunkt begonnen hat (oft nach einer Grippe).

Die häufigsten Symptome bei CFS

- Erschöpfbarkeit
- Konzentrationsstörungen
- plötzlicher Beginn
- Depressionen
- häufige Halsschmerzen
- Myalgien (Schmerzen)
- Schlafstörungen
- Lymphknotenschwellungen
- Gelenkschmerzen
- Temperaturabweichungen (häufiges Schwitzen oder Frieren)
- Husten
- Vergesslichkeit
- Angst
- Kopfschmerzen
- Morgensteifigkeit
- allgemeine Muskelschwäche

Von CFS spricht man, wenn von diesen Symptomen mindestens vier oder mehr zusammenkommen und während längerer Zeit bestanden haben.

1996 fand der erste mir bekannte Kongress zu diesem Thema statt. Die Krankheit selbst ist aber unter wechselnden Namen schon seit über hundert Jahren bekannt: Bereits 1868/1880 erschien im Zusammenhang mit dem amerikanischen Bürgerkrieg von einem amerikanischen Arzt namens Beard die erste Publikation über das Erschöpfungssyndrom, beschrieben unter dem Namen «Nervous Exhaustion» (= nervliche Erschöpfung). Ab 1985 wurden die ersten gehäuften Fälle von «Chronic Fatigue Syndrome» beobachtet; man gab der Krankheit auch den Namen «Yuppie Flu» (die Grippe der jungen, karrierebewussten städtischen Menschen). In dieser Zeit trat das Syndrom auch gehäuft in Japan und in England auf.

Die Ursachen von CFS

Über die genauen Ursachen von CFS streiten sich die Experten seit Jahren. Während die einen von einer einzelnen Ursache ausgehen – Darmerkrankungen, geschwächtes Immunsystem, Belastungen durch Pilze, Epstein-Barr-Virus, Schwermetallbelastungen, Störungen des Zuckerstoffwechsels (Hyperinsulinismus), geschwächte Nebennieren –, fassen andere das Geschehen als *Dysbalance zwischen Nervensystem, Hormonsystem, Immunsystem und geschwächten Stoffwechselfunktionen* auf. Dieser letzten Meinung schliesse ich mich an, wird doch unsere Gesundheit grösstenteils durch das positive Zusammenspiel dieser vier Körpersysteme bestimmt.

Störungen zwischen Nervensystem und Hormonsystem, Immunsystem und Stoffwechsel führen zu CFS.

Die Ursachen von CFS sind demnach:
- *geschwächtes vegetatives Nervensystem* durch jahrelange Überbelastungen aller Art, verbunden mit zu wenig Entspannung
- *geschwächtes Hormonsystem* durch Schilddrüsenstörung, Hyperinsulinismus der Bauchspeicheldrüse (Pankreas) aufgrund mangelhafter/falscher Ernährung (insbesondere zu viel Kohlenhydrate und zu wenig Spurenelemente), geschwächte Nebennieren und damit zunehmend eine verminderte Ausschüttung von Adrenalin und Cortisol
- *geschwächtes Immunsystem* und daher häufige Infektionskrankheiten, Allergien, Nahrungsmittelunverträglichkeiten, chronische Intoxikationen (z.B. über Amalgam), Pilze
- *geschwächter Stoffwechsel* allgemein durch Vitalstoffmangel (Vitamine, Mineralstoffe, Spurenelemente, Aminosäuren) und Übersäuerung

Im Folgenden werden die einzelnen Komplexe ausführlicher betrachtet.

Schwächung des vegetativen Nervensystems

Die Bedeutung des Nervensystems, seine Schwächung und Möglichkeiten der Behandlung wurden bereits ausführlich auf Seite 12ff., 41f. beschrieben. Lesen Sie sich dieses Kapitel nochmals genau durch, und versuchen Sie herauszufinden, wodurch Ihr vegetatives Nervensystem geschwächt wurde. Suchen Sie gemäss den vorgeschlagenen Therapiemöglichkeiten einen für Sie passenden Weg zur Entlastung des Nervensystems.

Es hat keinen Sinn, den Körper über Vitamine, Psychotherapien und Ernährungsumstellung aufzubauen, wenn nicht gleichzeitig das vegetative Nervensystem gestärkt wird, denn dieses System ist den anderen Körperfunktionen übergeordnet:

vegetatives Nervensystem und **Hormonsystem**

steuern sämtliche Organfunktionen
damit auch:
Stoffwechsel, Wohlbefinden
Energiehaushalt

Im Wesentlichen gilt es herauszufinden, ob Anspannung und Entspannung in etwa im Gleichgewicht sind. Heutzutage überwiegt meistens die Anspannung, und die Entspannungsphasen – Schlaf, Pausen, Ferien – kommen zu kurz.

Schwächung des Hormonsystems

In Bezug auf das Hormonsystem sind in unserem Zusammenhang Schilddrüse, Bauchspeicheldrüse und Nebennieren relevant.

Lassen Sie beim Arzt prüfen, ob die *Schilddrüse* normal funktioniert; wenn nicht, ist eine entsprechende ärztliche Therapie nötig.

Bei *Hyperinsulinismus* und daraus resultierender chronischer Unterzuckerung (durch zu starke Ausschüttung von Insulin) werden Sie beim Arzt kaum Hilfe bekommen. Die meisten Ärzte wissen über dieses Problem zu wenig Bescheid; sie gehen immer noch davon aus, dass Unterzuckerung nur bei Diabetikern vorkommt – was nachweisbar falsch ist; zudem interpretieren sie die bei einer Blutzuckermessung ermittelten normalen bis niedrigen Blutzuckerwerte als Indiz dafür, dass kein Diabetes und damit auch kein Problem vorliegt. Trotzdem können Sie sich bei Hyperinsulinismus miserabel fühlen. Lesen Sie dazu noch einmal das Kapitel auf Seite 33ff.

Hyperinsulinismus = gestörter Zuckerstoffwechsel führt zu Müdigkeitsanfällen und Konzentrationsstörungen.

Auch bei einer *Schwächung der Nebennieren* wird Ihnen der Arzt kaum weiterhelfen. Eine Funktionsmessung der Nebennieren wird er nur in den seltensten Fällen vornehmen, und wenn, dann wird morgens nüchtern eine Blutprobe genommen, das heisst zu dem Zeitpunkt, da die Hormonausschüttung der Nebennieren am höchsten ist und damit Unterfunktionen nicht nachweisbar sind.

Die Nebennieren spielen eine wichtige Rolle im Hormonsystem und schütten beachtliche Mengen an Hormonen aus. Man unterscheidet vier Bereiche mit folgenden Funktionen:

- Der Kern (Medulla) produziert Adrenalin und Noradrenalin, zwei Hormone, die für die «Kampf-oder-Flucht-Reaktion» zuständig sind, das heisst für die schnelle Bereitstellung von zusätzlicher Energie (siehe dazu Seite 41f).
- Der mittlere Bereich (Zona reticularis) produziert die Hormone DHEA, Pregnenolone, Progesteron, Östrogen, Testosteron und Androstenedion. Sie alle sind wichtig als Antioxidanzien, im Bereich der Gewebereparatur, als Sexualhormone und Anti-Aging-Faktoren.
- Der Bereich der sogenannten Zona fasciculata produziert das Hormon Cortisol, das den Blutzucker reguliert, entzündungshemmend wirkt, die Immunantwort beeinflusst, die Funktionen von Herz und Blutgefässen reguliert, das zentrale Nervensystem stimuliert und Stressreaktionen normalisiert.
- Die Nebennierenrinde (Zona glomerulosa) schliesslich produziert das Hormon Aldosteron, das für den Flüssigkeitshaushalt des Körpers verantwortlich ist.

Dr. James L. Wilson schreibt in seinem hochinteressanten Buch «Adrenal Fatigue – the 21st Century Stress Syndrome» (Erschöpfungszustände der Nebennieren – das Stresssyndrom des 21. Jahrhunderts), dass dieser Krankheitszustand von Ärzten kaum beachtet wird und damit Millionen von Menschen unter den Folgen dieses nicht behandelten Syndroms leiden; diese äussern sich vor allem in einem eklatanten Energiemangel, der mit einer Dämpfung der Lebensfreude insgesamt einhergeht.

Eine Unterfunktion der Nebennieren lässt sich mittels Bioresonanz gut testen, ebenso auf welche Mittel sie reagiert. Interessanterweise reagieren die Nebennieren mit einem markanten Energieabfall auf Koffein. Das heisst, dass Kaffee, Schwarztee oder Colagetränke letztlich genau das Gegenteil dessen bewirken, was mit ihrer Einnahme beabsichtigt wird: ein kurzfristiger Energieanstieg und eine langfristige Schädigung eines so lebenswichtigen Organs.

Wie alle anderen hormonausschüttenden Organe reagieren die Nebennieren unter Stress mit einer Ankurbelung ihrer Hormonproduktion. Dauert der Stress zu lange an, lassen sie schliesslich in ihren Funktionen nach. Die Schulmedizin anerkennt bisher nur den sechzigprozentigen Produktionsausfall der Nebennieren, nämlich Morbus Addison; alle Zwischenphasen werden ignoriert.

Koffeinhaltige Getränke (Kaffee, Schwarztee, Colagetränke) beeinträchtigen nachweislich die Hormonausschüttung der Nebennieren.

Die allgemeinen Symptome bei Nebennierenschwäche sind:
- schnelle Ermüdung
- Depressionen oder rasche Stimmungswechsel
- häufige Erkältungskrankheiten
- Wasserstauungen
- Lust auf Salz
- Müdigkeit morgens beim Aufstehen
- das Gefühl, geistig und psychisch gestresst zu sein
- Symptome von Unterzuckerung

- Lust auf Koffein (Kaffee, Cola, Schwarztee)
- Lärm- und Geruchsempfindlichkeit
- Schreckhaftigkeit, Panikgefühle
- Weinerlichkeit
- lichtempfindliche Augen
- Schweissausbrüche
- Herzflattern

Die Nebennieren kann man stärken durch Einnahme von hoch dosiertem Vitamin B_5 (Pantothensäure) und Vitamin C. Am schnellsten liesse sich die Müdigkeit durch Einnahme von sehr niedrig dosiertem Hydrocortison (körpereigenes Cortisol) bekämpfen, doch wird sich bei uns kaum einen Arzt finden, der über diesen Einsatz Bescheid weiss. In Amerika wird häufig DHEA (ebenfalls ein Hormon) verabreicht, eine Substanz, die bei uns in Europa wenig gebräuchlich ist und am ehesten noch von Ärzten, die auf «Anti-Aging» spezialisiert sind, verschrieben wird. Zur direkten Ankurbelung der Energieproduktion in den Zellen eignen sich die Substanzen Q10 und NADH (siehe Seite 66).

Fallbeispiel
Patientin D. S. wurde mir von ihrem Arzt wegen chronischem Übergewicht überwiesen. Bei der Anamnese schilderte sie, dass das Übergewicht schleichend gekommen sei, dass sie sich seit zwanzig Jahren(!) dauernd erschöpft fühle, besonders nach jedem Essen, und dass sie keine Kraft mehr habe. Sie hat fünf Bypässe und einen hohen Cholesterinspiegel und litt ausserdem unter starken Blähungen, Durstgefühlen, Schweregefühl, Infektanfälligkeit, Konzentrationsmangel, Ängsten und Resignationsgefühlen; selbst der Schlaf brachte ihr keine Erholung. Bei der Testung ergaben sich die typischen Resultate von Burnout: Nebennierenschwäche mit Cortisolmangel, Übersäuerung und starker Hyperinsulinismus.

Durch das volle Vitalstoffprogramm hat sich ihr Energiehaushalt deutlich gebessert. Den Hyperinsulinismus hat sie allerdings bis heute – nach drei Jahren – nicht im Griff, da sie es immer noch nicht schafft, auf die täglichen Süssigkeiten zu verzichten.

Schwächung des Immunsystems

Das Thema der Schwächung des Immunsystems, insbesondere von Allergien wurde bereits auf Seite 25ff. ausführlich beschrieben. Da Störungen oder eine Schwächung des Immunsystems uns viel Energie rauben, ist es enorm wichtig, diesen Bereich gewissenhaft anzugehen und zu behandeln.

Vom Standpunkt der Vitalstoffbehandlung aus ist eine langfristige Einnahme von Vitamin C (verträgliche tägliche Dosis über der Durchfallgrenze eruieren) und Zink (ca. 60 mg täglich) sehr erfolgreich. Siehe dazu die Behandlungspläne auf Seite 70f.

Schwächung des Stoffwechsels allgemein

Ein gut funktionierender Stoffwechsel benötigt Vitamine und Mineralstoffe, und zwar täglich!

Der Stoffwechsel hat die Aufgabe, Stoffe (Nährstoffe) aufzunehmen, sie in Energie und körpereigene Zellen umzuwandeln und Schadstoffe wieder auszuscheiden. Dieser Stoffwechsel wird von Enzymen gesteuert, die ihrerseits als sogenannte Co-Enzyme Vitamine, Mineralstoffe und Spurenelemente benötigen. Das heisst, dass für einen gut funktionierenden Stoffwechsel unsere Nahrung dem Körper tagtäglich diese lebensnotwendigen Katalysatoren zur Verfügung stellen sollte. Unsere heutige Ernährungsweise liefert jedoch diese Stoffe nur selten in ausreichender Menge; vor allem Mineralstoffmangel ist sehr häufig. Es kommt zu Übersäuerung und damit zu einem pH-Klima, in dem die Enzyme nicht mehr optimal funktionieren.

Was geschieht im Detail? Wie schon mehrmals erwähnt, produziert der Körper seine Energie selbst in den Zellen. Die nötige Energie für ihre Stoffwechseltätigkeit erhalten die Enzyme von den Vitalstoffen als Co-Enzyme, vergleichbar dem Auto (Enzyme), das durch das Benzin (Vitalstoffe) betrieben wird. Aus der Nahrung (Kohlenhydrate und Fett) produzieren die Zellen in einem biochemischen Prozess, dem sogenannten Zitratzyklus (Zitronensäurezyklus), zunächst NADH (Nicotinsäureamid-Adenin-Dinucleotid, ein Co-Enzym, das an zahlreichen Stoffwechselvorgängen beteiligt ist) und daraus die Speicherenergie ATP (Adenosintriphosphat). Je mehr NADH eine Zelle zur Verfügung hat, desto mehr Energie produziert sie. Alle menschlichen, tierischen und pflanzlichen Zellen produzieren diesen Stoff, wobei der NADH-Gehalt in den Zellen mit dem Alter abnimmt.

NADH und Q10 als potente Mittel

NADH und Q10 sind Schlüsselfaktoren bei der Energieproduktion innerhalb der Zellen.

Neben der Energieproduktion hat NADH noch weitere positive Funktionen: Es nimmt eine Schlüsselrolle in der Zellregulation und der DNA-Reparatur ein, es verstärkt das zelluläre Immunsystem, ist ein potentes Antioxidans (stärker als Vitamin C, E oder Selen) und stimuliert die Dopamin-, Adrenalin und Noradrenalinproduktion. NADH gibt es seit einigen Jahren auch in Tablettenform, und es wird als direkter Energielieferant erfolgreich bei chronischer Müdigkeit eingesetzt (siehe dazu die Behandlungspläne bei CFS).

Eine ähnliche Aufgabe erfüllt das ebenfalls als Vorstufe von ATP fungierende Q10 (Ubichinon 10) direkt in den Energiezentren der Zelle. Es wird vor allem als Herzstimulans eingesetzt, wirkt aber auch, allerdings in höheren Dosen eingenommen, ausgezeichnet bei chronischer Müdigkeit (siehe Behandlungspläne Seite 70f.).

Vitalstofftherapie

Fast alle chronischen Krankheiten wie Allergien, Infektanfälligkeiten, rheumatische Erkrankungen aller Art, Verdauungsstörungen, Hautprobleme, chronische Müdigkeit und Erschöpfung sind Stoffwechselstörungen. Deshalb reagieren sie auch besonders gut auf die Gabe von Vitalstoffen, die dem Körper wieder zum einwandfreien Funktionieren seines eigenen Enzymsystems und damit des Stoffwechsels verhelfen.

Es gibt bei Stoffwechselstörungen keine ursächlichere Behandlungsweise als die Vitalstofftherapie. Vitalstoffe funktionieren im Inneren der Zellen. Es sind Stoffe, an die der Körper gewöhnt ist, weil wir sie täglich mit der Nahrung aufnehmen – also keine körperfremden, chemischen Stoffe. Die Vitalstofftherapie ist damit auch die sanfteste, natürlichste Behandlungsmethode, um die Körperfunktionen zu aktivieren und zu regulieren. (Entsprechende Beratung erhalten Sie bei Vitalstofftherapeuten und -therapeutinnen oder bei speziell ausgebildeten Drogisten und Apothekern.)

Bei Burnout und CFS gelten grundsätzlich dieselben Behandlungsmethoden, die auch bei Überbelastung durch Stress angewendet werden, nur dauert bei ihnen die Regenerationsphase wesentlich länger. Manchmal ist es unumgänglich, ein paar Monate die Arbeitszeit zu reduzieren oder ganz Pause zu machen.

Vitalstoffe wirken im Inneren der Zelle. Es gibt deshalb keine ursächlichere und wirksamere Therapie als die Vitalstofftherapie.

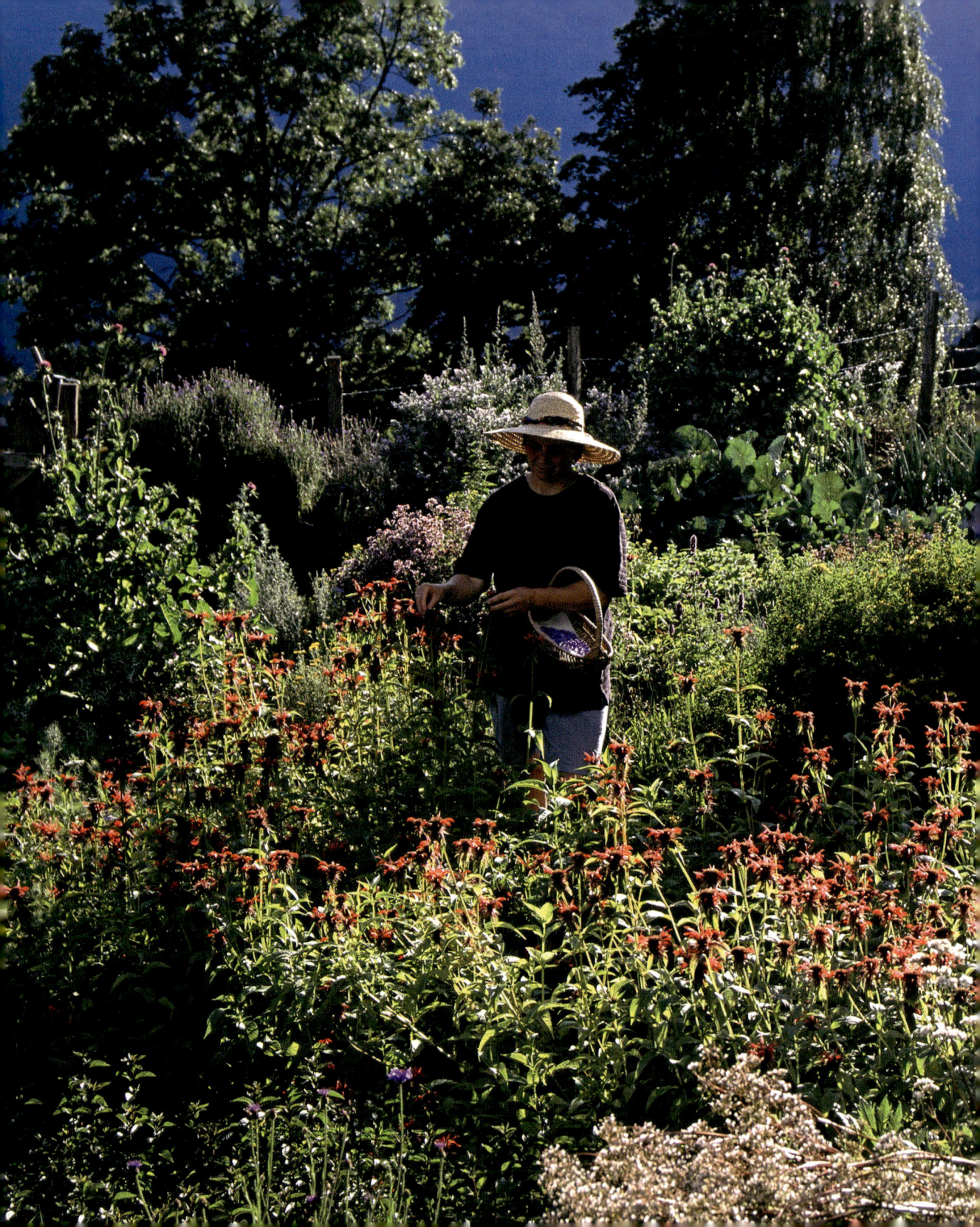

Wie kann ich Erschöpfung und Müdigkeit behandeln?

Vitalstoffe, die für die Fitness zuständig sind

Multivitamin-Mineralstoff-Präparate
Ein Multivitamin-Mineralstoff-Präparat enthält sämtliche Vitamine, Mineralstoffe und Spurenelemente in einer Tablette. Bei jeder Vitalstofftherapie ist dies die Basismedikation, um dem Körper jederzeit und unabhängig von der Ernährung sämtliche Vitalstoffe zur Verfügung zu stellen.

Einnahme
Bei sehr schwachem Gesundheitszustand und bei Hyperinsulinismus empfiehlt sich ein niedrig dosiertes Präparat, um den Körper nicht zu überfordern. Dabei ist besonders der B-Komplex (Vitamine B_1, B_2, B_3, B_5, B_6, B_{12}) niedrig dosiert, das heisst zwischen 1,5 und 5 mg. Nach 2 bis 3 Monaten kann man zu einem höher dosierten Präparat mit einem B-Komplex-Gehalt von 25 bis 50 mg wechseln. Das Multivitaminpräparat nie auf leeren Magen einnehmen.

B-Komplex
Die als Tabletten oder Brausetabletten erhältlichen B-Komplex-Präparate geben spürbar mehr Energie. Sie enthalten von jedem der B-Vitamine 15 bis 100 mg, wobei die Pantothensäure (B_5) richtigerweise immer am höchsten dosiert ist.

Einnahme
Die B-Komplex-Präparate werden am besten zwischen den Mahlzeiten eingenommen. Am besten resorbiert werden die B-Vitamine in Form von Brausetabletten; diese sind meistens kombiniert mit Vitamin C, Calcium, Magnesium und Zink. Bei Hyperinsulinismus nicht einnehmen, da dann die geschwächte Bauchspeicheldrüse keine hochdosierten B-Vitamine verträgt.

Basenpulver, Basentabletten
Es gibt mittlerweile auf dem Markt (Apotheke, Drogerie, Supermarkt) eine grosse Anzahl von verschiedenen Basenpräparaten. Die meisten enthalten Natrium, Kalium, Calcium, Magnesium und oft zusätzlich Zink, Mangan und Chrom. Präparate mit den letzteren Zusätzen sind besonders empfehlenswert für Menschen mit Hyperinsulinismus.

Einnahme

Das Pulver wird in ½ bis 1 Liter Wasser aufgelöst und über den Tag verteilt getrunken. Tabletten nimmt man mit Vorteil morgens nüchtern sowie abends vor dem Schlafengehen mit Wasser ein.

Es eignen sich alle Präparate gleichermassen. Wichtig ist die regelmässige tägliche Einnahme und zur Kontrolle während der ersten 3 bis 4 Wochen die tägliche pH-Messung des ersten Morgenurins (siehe Seite 37f.). Mit der Zeit sollte sich der pH-Wert um 7,0 einpendeln.

Vitamin C

Vitamin C ist ein wahres Wundervitamin! Es wird in sehr vielen Stoffwechselprozessen benötigt und ist besonders ein ausgezeichnet funktionierendes Antihistaminikum. Es ist bei Menschen mit einem geschwächten Immunsystem (bei häufigen Allergien, Infekten usw.) dringend angezeigt, und zwar meist in ziemlich hohen Dosen.

Vitamin-C-Tabletten sollten am besten mit sogenannten Bioflavonoiden kombiniert sein. Bioflavonoide sind Pflanzenbestandteile, die auch in der Natur zusammen mit Vitamin C vorkommen. Um die Säure des Vitamins C zu neutralisieren, sollte es vorzugsweise mit Calcium oder Bicarbonat kombiniert sein. (In Amerika heissen diese Präparate «buffered Vitamin C» oder «C-Complex».)

Einnahme

Der Körper zeigt uns selbst an, wenn er mit Vitamin C gesättigt ist, und zwar mit Durchfall. Man kann daher bei jeder Erkältung, Entzündung und auch sonst generell leicht selbst herausfinden, wie viel Vitamin C der Körper im Moment braucht. Sobald es zu Durchfall kommt, reduziert man die Dosis, bis der Stuhl wohl weich ist, aber kein Durchfall mehr besteht.

Bei all diesen Fällen (häufige Erkältungen, Entzündungen aller Art) ist es angezeigt, Vitamin C mit dem Spurenelement Zink zu kombinieren, und zwar mit mindestens 30 bis 60 mg pro Tag. Es gibt Präparate, vor allem Brausetabletten, die bereits mit Zink kombiniert sind.

Immer wieder gehen Berichte durch die Presse, wonach zu viel Vitamin C schädlich sei, besonders für die Nieren, und dass es ausserdem bei Erkältungen nicht nütze. In der Fachliteratur ist kein einziger Fall von Nierensteinen durch Vitamin C beschrieben. Und Menschen, die im Herbst und Winter regelmässig Vitamin C einnehmen, haben erwiesenermassen viel weniger Erkältungen. Wenn man den günstigen Preis von Vitamin C mit den sehr viel teureren sogenannten Anti-Erkältungsmedikamenten vergleicht, wird rasch klar, woher das Interesse an der Diskreditierung der Vitamine kommt.

Zink
Zink wirkt als unterstützender Co-Faktor bei der Tätigkeit von über 200 Enzymen und spielt auch im Zuckerstoffwechsel eine wichtige Rolle.

Bei Erschöpfung, verursacht durch Hyperinsulinismus, und bei chronisch reduziertem Immunsystem sollte Zink in einer täglichen Dosis von 30 bis 60 mg pro Tag zusätzlich zu einem Multivitamin-Mineralstoff-Präparat eingenommen werden.

Chrom
Chrom wird ebenso wie Zink beim Zuckerstoffwechsel benötigt. Es hilft bei der sogenannten Insulinresistenz und dämpft auch übermässige Gelüste auf Süsses.

Die benötigte Dosis beträgt 300 bis 1000 mg pro Tag. Die meisten Multivitamin-Mineralstoff-Präparate enthalten zu wenig Chrom. Da viele Basenpulver bereits Chrom enthalten, ist bei gleichzeitiger Einnahme meist kein zusätzliches Chrompräparat nötig.

Calcium
Basenpulver und Multivitamin-Mineralstoff-Präparate enthalten immer auch Calcium. Falls Sie unter Osteoporose, unter einer Milchallergie oder häufigen Muskelkrämpfen leiden, ist es ratsam, zusätzlich etwa 500 mg Calcium pro Tag einzunehmen. Zusätzliches Calcium am Abend einnehmen.

Magnesium
Magnesiummangel ist häufiger als Calciummangel. Bei Müdigkeit, Erschöpfung, bei Verstopfung und vor allem bei schwachen Nerven ist es empfehlenswert, zusätzlich Magnesium zu nehmen.
Zusätzliches Magnesium am Morgen einnehmen.

Omega-3-Fettsäuren (Fischöl- oder Leinöl-Kapseln)
Omega-3-Fettsäuren wirken nachweisbar entzündungshemmend. Daher empfiehlt es sich, sie bei allen chronischen entzündlichen rheumatischen Erkrankungen und bei chronischen Darmentzündungen (Morbus Crohn, Colitis ulcerosa) zusätzlich in hohen Dosen einzunehmen. Um die öligen Stoffe gut zu verdauen, ist die zusätzliche Einnahme eines Gallenmittels oft ratsam.

Omega-3-Fettsäuren sind vor allem in Fisch enthalten – ein guter Grund, ein- bis zweimal pro Woche Fische auf den Speiseplan zu nehmen.

Pantothensäure
Pantothensäure (Vitamin B_5) ist zusammen mit Vitamin C das wichtigste Mittel zur Stärkung der Nebennieren. Besonders viel Energie gibt Vitamin B_5 in der Form von Pantethine.
Die Einnahmedosis beträgt 500 bis 1500 mg täglich.

Q10

Bei starker Erschöpfung oder CFS ist Q10 ein gut wirkendes Mittel, das dem Körper Energie verschafft. Leider ist es relativ teuer und wird in diesen Fällen zudem noch in höheren Dosen von 200 bis 500 mg täglich benötigt. Es wird am besten in Form von Lutschtabletten eingenommen.

NADH

NADH (Reduced-B-Nicotinamide Adenine Dinucleotide) ist das Mittel, das am schnellsten und sichersten direkt in den Zellen Energie produziert. NADH ist wie Q10 relativ teuer.

Normalerweise nimmt man 5 mg morgens vor dem Frühstück; die Dosis kann aber nötigenfalls auch bis auf 10 bis 20 mg täglich erhöht werden.

Allgemeine Eiweiss-Stärkungsmittel

Es gibt im Handel unter der Bezeichnung Energie-Drink, Protein-Bar, Protein-Drink, Low-Carb-Drink verschiedene empfehlenswerte besonders eiweisshaltige Stärkungsmittel, die unmittelbar Energie liefern. Sie enthalten meistens 15 bis 20 g Eiweiss aus verschiedenen Quellen, kombiniert mit wenig Kohlenhydraten und Vitaminen. (Achtung: Nicht zu verwechseln mit Müesliriegeln. Diese sind eher kohlenhydratlastig und besonders bei übergewichtigen Personen und Menschen mit Hyperinsulinismus nur bedingt empfehlenswert.)

Man nimmt die Eiweiss-Stärkungsmittel im Laufe des Tages, 1 bis 2 Stunden vor einer wichtigen Sitzung o.Ä. zur Konzentrationsstärkung ein. Ihr Kaloriengehalt liegt bei rund 150 kcal pro Portion.

Aminosäuren

Es gibt einzelne Aminosäuren, die direkt bei Stress helfen, sei es zur Beruhigung oder zur Anregung des Hirnstoffwechsels:

- Creatin gibt schnell verfügbare Energie für Skelett und Herzmuskel, empfohlen für Leistungssportler und Personen unter grossem physischem Stress
- L-Carnitin ist wichtig für den Energiestoffwechsel
- L-Glutamin hat vor allem eine nervenberuhigende Wirkung
- L-Lysin ist vor allem bei chronischem Herpes und zur allgemeinen Stärkung des Immunsystems empfohlen

Pflanzen, die bei Stress, Unruhe und Erschöpfung helfen

Panax Ginseng
Panax Ginseng ist ein allgemeines Stärkungsmittel, das aber auch spezifisch zur Stärkung des Immunsystems, bei Stress, bei Diabetes und zur Stärkung der Nebennieren eingesetzt wird.

Die Einnahmedosis beträgt rund 500 mg pro Tag. Nicht empfehlenswert bei Menschen mit manisch-depressiven Zuständen während der manischen Phase.

Spirulina
Spirulina ist eine Algenart, die 60 Prozent Aminosäuren enthält und damit ein hervorragender pflanzlicher Eiweisslieferant ist. Darüber hinaus enthält sie Carotinoide, Spurenelemente, Chlorophyll, essenzielle Fettsäuren und Enzyme. Sie ist bei Stress eine hochwertige und leicht verdauliche pflanzliche Eiweissquelle.

Wermut (Absinthium)
Wirkt tonisierend auf den ganzen Körper, besonders auf den Verdauungstrakt, hilft aber auch bei psychisch-vegetativen Schwächezuständen.

Mariendistel (Carduus marianus)
Unterstützt die Leber bei ihren Entgiftungs- und Ausscheidungsfunktionen.

Löwenzahn (Taraxacum)
Hilft durch die Stützung der Leber bei Schwäche, chronischer Müdigkeit, mangelnder Gallenbildung und Verdauungsbeschwerden.

Meisterwurz (Imperatoria)
Unterstützt den Körper bei allgemeinen Schwächezuständen. Insbesondere aber hilft Imperatoria der Seele, indem sie die psychische Grundstimmung hebt, Selbstbewusstsein und Stärke vermittelt. Imperatoria gibt Mut für einen Neuanfang.

Ginkgo biloba
Unterstützt die Konzentrationskraft des Gehirns. Es hilft bei Gedächtnisschwäche, Schwindel und fördert ganz generell die Durchblutung des Gehirns.

Johanniskraut (Hypericum)
Ist das klassische Pflanzenmittel gegen Depressionen, Angstzustände, nervöse Unruhe und nervöse Erschöpfung.

Baldrian (Valeriana)
Ist ein altbewährtes Beruhigungsmittel bei nervös bedingten Einschlafstörungen, Unruhe, Gedankenflucht.

Lavendel (Lavandula)
Lavendel besitzt eine nervenstärkende Wirkung und hilft bei Unruhezuständen, Einschlafstörungen, Reizmagen. Der Name Lavendel kommt vom lateinischen «lavare», waschen, reinigen. Dies ist nicht im stofflichen Sinne gemeint, sondern verweist vielmehr auf die seelische Reinigung und Öffnung für Neues.

Zitronenmelisse (Melissa officinalis)
Die Pflanze gehört in jeden Garten und auf jeden Balkon. Der daraus hergestellte Tee schmeckt nicht nur wunderbar, sondern hilft auch bei nervösen körperlichen Beschwerden (Magen, Darm, Herz).

Weissdorn (Crataegus)
Hilft bei Druck- und Beklemmungsgefühl in der Herzgegend, bei kreislaufbedingten Müdigkeitsanfällen und Erschöpfungszuständen sowie bei Blutdruckstörungen.

Acidum picronitricum
Als homöopathisches Mittel in der Potenz D12 eingenommen, hilft es besonders bei mentaler Erschöpfung und Schwindelanfällen.

Alle diese wunderbar wirkenden Pflanzen gibt es auch als Kombinationspräparate. Fragen Sie in Ihrer Drogerie oder Apotheke.

Die 10 Basisregeln zur Behandlung von Erschöpfung und Müdigkeit

1.
Die wichtigste Regel: Essen Sie über Mittag nie Kohlenhydrate, das heisst kein Brot, keine Teigwaren, keinen Reis, keine Kartoffeln, kein Müesli, keine Süssigkeiten, keine Süssgetränke!
Das Mittagessen sollte immer aus Eiweiss und Gemüse bzw. Salat bestehen. Damit verhindert man Blutzuckerschwankungen, fühlt sich am Nachmittag fit und wohl und verspürt auch keine Lust auf Süssigkeiten. Als weiterer Pluspunkt verhindert man damit eine einseitige Ernährung mit zu viel Kohlenhydraten und zu wenig Eiweiss. Zum Essplan siehe Seite 72ff.

2.
Nehmen Sie mindestens eine Multivitamin-Multimineralstoff-Tablette pro Tag.
Am besten nehmen Sie die Tablette zum Frühstück – nie auf nüchternen Magen, da man sich sonst schlecht fühlt. Wer kein Frühstück isst, nimmt die Tablette zum Mittagessen. Siehe Vitalstoffplan Seite 70f.

3.
Nehmen Sie zusätzlich eine B-Komplex-Tablette oder -Brausetablette.
Dies gilt allerdings nicht für Menschen mit starkem Hyperinsulinismus. Bei ihnen muss zuerst durch ein schwach dosiertes Multivitamin-Multimineralstoff-Präparat die Bauchspeicheldrüse gestärkt werden. Siehe Vitalstoffplan Seite 70f.

4.
Kontrollieren Sie Ihren Säure-Basen-Haushalt!
*Auf Seite 37f. ist genau beschrieben, wie Sie dazu vorgehen.
Nehmen Sie entsprechend Basentabletten bzw. Basenpulver ein, und reduzieren Sie die Menge erst, wenn der Messwert während 1 bis 2 Wochen permanent auf pH 7,4 steht.
Siehe Vitalstoffplan Seite 70f.*

5.
Erkennen und bearbeiten Sie Ihre energieraubenden Konflikte.
Siehe Seite 23ff.

6.
Behandeln Sie bestehende chronische Krankheiten ganzheitlich!
Suchen Sie sich dafür Hilfe bei Ärzten und Therapeuten sowie bei Behandlungsweisen, die sowohl auf der körperlichen wie auf der seelischen Ebene helfen.

7.
Sorgen Sie dafür, dass Sie genügend Zeit für Erholung und Schlaf haben, und zwar täglich.
Fehlenden Schlaf kann man nicht übers Wochenende aufholen. Behandeln Sie Schlafprobleme!

8.
Beheben Sie bestehende Stoffwechselprobleme!
*Prüfen Sie nach, ob Sie unter Hyperinsulinismus leiden (siehe dazu Seite 33ff.).
Überprüfen Sie Ihre Ernährung generell: Essen Sie viel «Junk-Food», oder ernähren Sie sich vorwiegend aus Grundprodukten?*

9.
Analysieren Sie, ob Sie unter Stress stehen.
Dabei hilft Ihnen der Fragebogen auf Seite 45ff. Überlegen Sie sich Massnahmen, um den Stress zu beheben oder zu vermindern.

10.
Bei Burnout sind unbedingt auch die Nebennieren zu behandeln.
Siehe Vitalstoffplan Seite 70f.

Vitalstoffplan

Vitalstoffe	Zum Frühstück	Vor-mittags	Zum Mittag-essen	Nachmit-tags	Zum Abend-essen	Vor dem Schlafen-gehen
Ihr Basisplan bei Müdigkeit						
Multivitamin-Mineralstoff-Tablette	1		1			
B-Komplex 10–25 mg		1		1		
Basenpulver (Einnahme siehe Seite 64)						bis pH 7,0 erreicht ist
Lebermittel zur Gallenanregung	1		1		1	1
Zusätzlich bei Erschöpfung und Burnout						
Vitamin C mit Bioflavonoiden (siehe Seite 64): mindestens	500 mg		500 mg			500 mg
Antioxidanzien (Kombinationspräparate mit Vitamin C, E, Beta-Carotin, Selen)	1		1		1	
Panax Ginseng	500 mg					
Pantothensäure (Vitamin B$_5$) (oder Pantethine)	100–500 mg		100–500 mg		100–500 mg	
Q10 (Ubichinon)		100–200 mg		100–200 mg		
NADH	vor dem Frühstück mindestens 5 mg					
Allgemeine Eiweiss-Stärkungsmittel, einzelne Aminosäuren oder Spirulina		x		x		
Zusätzlich bei Hyperinsulinismus						
Chrom (siehe Seite 65)	100–300 mcg		100–300 mcg		100–300 mcg	
Zink 15 mg		15 mg		15 mg		
Zusätzlich bei chronischen Entzündungen						
Omega-3-Fettsäuren	500 mg		500 mg		500 mg	

Vitalstoffe	Zum Frühstück	Vormittags	Zum Mittagessen	Nachmittags	Zum Abendessen	Vor dem Schlafengehen
Zusätzlich bei Immunschwäche						
Zink 15 mg		15 mg		15 mg		
Zusätzlich unbedingt pflanzliche Präparate zur Stärkung des vegetativen Nervensystems	*Möglichst nicht über den Tag verteilt, sondern doppelte Dosis vor dem Schlafengehen einnehmen*					

Für eine genaue, individuell angepasste Dosierung fragen Sie Ihre Vitalstoffberaterin, einen auf orthomolekulare Medizin spezialisierten Arzt oder auf diesem Gebiet geschulte Drogisten und Apothekerinnen.

Alle genannten Produkte sind in Drogerien und Apotheken erhältlich. Günstig sind sie auch über das Internet zu beziehen unter: *www.drclark.com, www.fairvital.com* oder *www.feelgood-shop.com* oder aus den USA unter: *www.iherb.com*. Dabei handelt es sich um erprobte, sichere Internetadressen. Bei den drei ersten kann man den Rechnungsbetrag auf ein hiesiges Postcheckkonto bezahlen. Bei der amerikanischen Firma bezahlt man mit Kreditkarte.

Ernährung bei Erschöpfung und Müdigkeit

Erschöpfungszustände bis hin zum Burnout bedeuten immer einen Mangel an Energie. Das heisst mit anderen Worten: Die Ernährung muss dann vor alem Energie bringen, dabei aber die Verdauung nicht belasten, um nicht wieder zu viel Energie zu kosten.

Erinnern wir uns: Die typische Müdigkeit nach dem Essen entsteht:
- wenn die Leber zu wenig Galle produziert für die Fettverdauung
- wenn wir unter Hyperinsulinismus und damit unter schnellem Blutzuckerabfall nach dem Essen von Kohlenhydraten leiden
- wenn unser Verdauungssystem generell geschwächt ist

Allgemeine Richtlinien

- *Bereiten Sie Ihre Mahlzeiten immer aus Frischprodukten zu – Fertigprodukte möglichst meiden oder nur im Notfall verwenden.*
- *Kaufen Sie wenn immer möglich Bioprodukte und Biofleisch.*
- *Essen Sie täglich zweimal ca. 300 g Gemüse (in gut sortierten Supermärkten gibt es sogar vorgeschnittenes Biogemüse und Biosalate).*
- *Sie können auch Tiefkühlgemüse verwenden.*
- *Verwenden Sie nur hochwertige Öle und Fettstoffe: zum Braten Olivenöl, Rapsöl, ungehärtetes Kokosfett oder eingesottene Butter. Diese nicht allzu stark erhitzen! Für Salat: Olivenöl, Rapsöl, Nussöle – möglichst kaltgepresste Öle verwenden.*
- *Sparen Sie nicht am verwendeten Öl oder Fett, sparen Sie lieber bei den Kohlenhydraten!*
- *Meiden Sie unbedingt Fruchtsäfte! Sie enthalten zu viel Zucker und zu viel Säure.*
- *Bei einem Bürojob sollten Sie möglichst nur einmal pro Tag Kohlenhydrate essen (sowie zusätzlich Früchte als Zwischenmahlzeit).*

Die energieschonendste Ernährungsweise, die ich kenne, ist die Trennkost, wobei man das Trennkost-System in unserem Fall ruhig etwas lockerer angehen kann.

Mittagessen

Wie bereits erwähnt, ist die wichtigste Massnahme: **zum Mittagessen nie Kohlenhydrate.** Das Mittagessen besteht also immer aus Eiweiss und Salat/Gemüse.

Frühstück und Abendessen

Beim Frühstück und beim Abendessen entscheiden Sie nach Ihren Präferenzen, je nachdem, ob Sie sich nach einem grossen reichhaltigen Frühstück am wohlsten fühlen, oder morgens am liebsten gar nichts essen.

Im ersten Fall essen Sie ein grosses Frühstück, z.B. Müesli, Eier und Schinken oder Brot und Käse. Entscheidend ist, dass Sie sich wohl und voller Energie fühlen und bis zum Mittagessen nicht mehr ans Essen denken. Das Abendessen sollte dann etwas bescheidener ausfallen: falls das Frühstück viel Eiweiss (also Käse und Wurst) und wenig Brot enthalten hat, darf das Abendessen Kohlenhydrate enthalten, z.B. also ein Teller Pasta mit viel Gemüse. Falls Sie zum Frühstück vorwiegend Kohlenhydrate gegessen haben, also Müesli oder Brot, sollte das Abendessen keine oder nur noch sehr wenig Kohlenhydrate enthalten, also eher Eiweiss (Fleisch, Fisch, Käse, Eier, Tofu) und Gemüse oder Salat.

Wenn Sie wie im zweiten Fall zum Frühstück kaum etwas essen, kann das Abendessen ruhig Kohlenhydrate enthalten, also Teigwaren, Brot, Reis, Kartoffeln zusammen mit Eiweiss (Fleisch, Fisch, Käse, Eier, Tofu) und Gemüse.

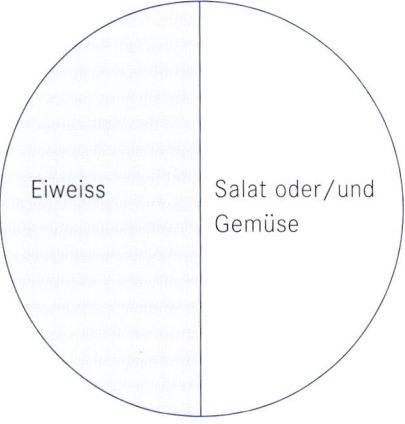
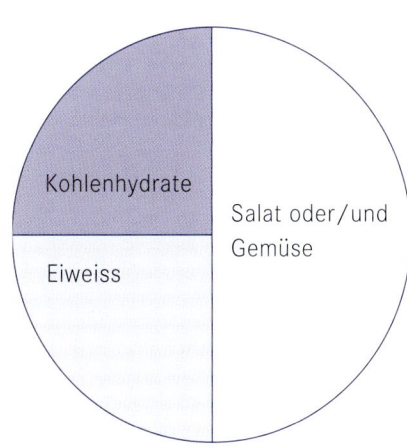

Bei Hyperinsulinismus unbedingt auf den glykämischen Index der Kohlenhydrate achten, das heisst möglichst nur folgende Kohlenhydrate essen:
- Brot: Pumpernickel, Roggen-Vollkornbrot mit Sauerteig
- Vollkornreis oder Wildreis
- Hülsenfrüchte
- Teigwaren, al dente gekocht
- Frühkartoffeln
- Getreide: ganze Körner oder Schrot (z.B. Bulgur, Griess, Mais)

Mehr zum glykämischen Index in meinem Buch «Schlank mit dem glykämischen Index».

Menüvorschläge

Frühstück:
Wählen Sie möglichst immer Bioprodukte.
- Müesli mit Früchten
- Quark mit Früchten und gerösteten Nüssen oder Kernen
- 1–2 Scheiben Pumpernickel mit Quark-Kräuter-Aufstrich
- Quark, Avocado, Keimlinge, Vollkornbrot, Nüsse oder Kerne
- Budwig-Müsli (siehe Rezept Seite 82)
- frische Früchte mit Joghurt
- Rührei mit Kräutern und Tomaten (siehe Rezept Seite 82)
- Spiegeleier mit Schinken oder Speck, Tomate, dazu evtl. Vollkornbrot oder Pumpernickel

Mittagessen im Restaurant oder in der Kantine:
- Salat mit Eiweissbeilage (Fleisch, Fisch, Käse, Eier) – der sogenannte Fitnessteller
- Menü mit Fleisch oder Fisch, Gemüse und Salat, ohne weitere Stärkebeilagen

Mittagessen im Büro:
- Schinken, Roastbeef usw. oder Käse oder Hüttenkäse oder Quark zusammen mit Salat, Radieschen, Gurken oder Fenchel
- Tomaten-Mozzarella-Salat
- Griechischer Salat

Abendessen:
Wie das Schema auf Seite 73 zeigt, viel Salat oder/und Gemüse und dazu entweder Eiweiss oder Eiweiss und Kohlenhydrate, also z.B.:
- eine kleine Portion Salat, gedämpftes Gemüse, gebratener Fisch und dazu etwas Frühkartoffeln oder Wildreis
- chinesische Reispfanne
- Bahmi Goreng (= gebackene Nudeln mit Gemüse und Fleisch oder Tofu)
- dicke Minestrone mit Käsewürfeln
- Gemüsesuppe mit Kokosmilch und Curry sowie Kabeljaubäggli
- grilliertes Poulet mit viel Gemüse
- gebratenes Fleisch mit viel Gemüse
- Spaghetti bolognese mit viel Gemüse

Weitere Ideen finden Sie im nachfolgenden Rezeptteil.

Zwischenmahlzeiten:
- Früchte mit Nüssen oder Käse
- Joghurt oder Quark mit oder ohne Früchte
- Gemüsestäbchen (Karotten, Fenchel, Radieschen, Gurken) mit oder ohne Dip

Wo nicht anders vermerkt, sind die folgenden Rezepte für 2 Personen berechnet.

Frühstücksideen

Eieromelette
GRUNDREZEPT

- Die Füllung vorher machen.
- Die Eier in einer kleinen Schüssel mit einer Gabel zu einer homogenen Masse aufschlagen. Kein Wasser und keine Milch hinzufügen. Leicht salzen.
- 1 TL Butter oder Öl (Olivenöl oder Rapsöl) in einer beschichteten Pfanne erhitzen, die Eimasse auf einmal hineingeben und auf dem ganzen Pfannenboden verteilen. Die Pfanne sollte so heiss sein, dass die Masse brutzelt und an den Rändern sofort fest wird.
- Die Pfanne vom Herd nehmen und die Hitze ganz klein stellen.
- Die vorbereitete Füllung auf die eine Hälfte der Omelette geben. Den Deckel auflegen und die Pfanne nochmals für 1 Minute auf die Herdplatte setzen und die Omelette weiterbraten.
- Mit einem Spachtel die freie Omelettenhälfte über die Füllung klappen. Die Omelette auf einen Teller gleiten lassen.

Eieromelette mit Rauchlachs
für 1 Person

1 TL Butter
2 Eier, verklopft, leicht gesalzen
2 EL Sauerrahm
50 g Rauchlachs, in Streifen geschnitten
1 EL Frühlingszwiebelröllchen (nur das Grün verwenden)

Die Omelette zubereiten wie in der Grundzubereitung beschrieben.
Den Sauerrahm auf der Omelette verteilen.
Die Rauchlachsstreifen daraufgeben.
Mit den Frühlingszwiebelröllchen bestreuen.
Fertigstellen wie im Grundrezept beschrieben.

Tipp:
Eier (Bioqualität) sind ein gesundes Grundnahrungsmittel und haben in der Regel keinen Einfluss auf den Cholesterinspiegel. Lesen Sie dazu das interessante Buch von Professor Dr. med. Walter Hartenbach, «Die Cholesterinlüge. Das Märchen vom bösen Cholesterin» (siehe Literaturhinweise).

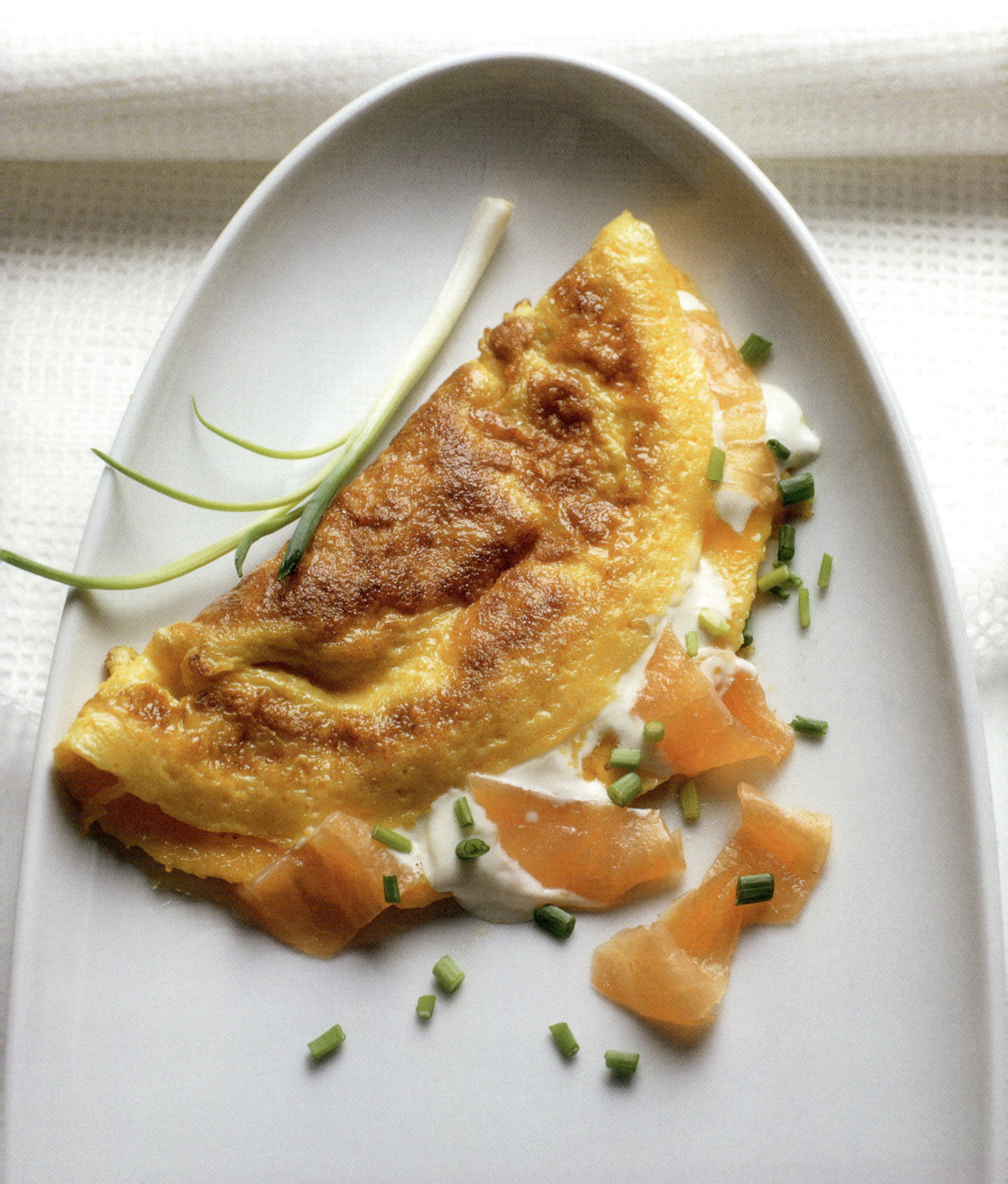

Frühstücksideen

Omelette mit Pilzen
für 1 Person

50–100 g Champignons oder andere Pilze
1 EL Olivenöl
1 EL gehackte Petersilie
Salz, Pfeffer aus der Mühle
2 Eier

Die Pilze im Olivenöl weich dünsten, zum Schluss die gehackte Petersilie beigeben. Mit Salz und Pfeffer abschmecken.
In einer Schüssel die Eier verklopfen, mit Salz und Pfeffer würzen, dann die gedünsteten Pilze beigeben.
Die Masse wieder zurück in die Pfanne geben und auf kleinem Feuer 4–5 Minuten braten, bis die Eier gestockt sind.
Den Deckel auflegen, die Omelette auf den Deckel stürzen und wieder in die Pfanne zurückgleiten lassen. Auf der zweiten Seite nochmals etwa 1 Minute weiter braten.

Omelette mit Gemüse
für 1 Person

200 g Zucchini, in feine Scheiben geschnitten
wenig Peperoni (Paprikaschote),
in sehr feine Streifen geschnitten
nach Belieben wenig gehackte Zwiebel
1 EL Olivenöl
2 Eier
Salz, Pfeffer aus der Mühle
1 TL Schnittlauch oder Basilikum,
fein geschnitten

Gemüse und Zwiebel im Olivenöl ganz langsam weich dünsten.
In einer Schüssel die Eier verklopfen, salzen, pfeffern, die Kräuter beigeben und dann das Gemüse gut unter die Eimasse mischen.
Die Masse wieder zurück in die Pfanne geben und auf kleinem Feuer 4–5 Minuten braten, bis die Eier gestockt sind.
Den Deckel auflegen, die Omelette auf den Deckel stürzen und wieder in die Pfanne zurückgleiten lassen. Auf der zweiten Seite nochmals etwa 1 Minute weiter braten.

Pizza-Omelette

für 1 Person

1 TL Butter oder Olivenöl
2 Eier, verklopft, leicht gesalzen
1 Tomate, klein gewürfelt
50 g Mozzarella, klein gewürfelt
etwas frischer Basilikum oder
getrockneter Oregano

Die Omelette zubereiten wie in der Grundzubereitung beschrieben.
Die Tomaten- und Mozzarellawürfelchen daraufgeben und mit den Kräutern bestreuen.
Fertigstellen wie im Grundrezept beschrieben.

Cordon-bleu-Omelette

für 1 Person

1 TL Butter oder Olivenöl
2 Eier, verklopft, leicht gesalzen
1 Scheibe Schinken, in Streifen geschnitten
etwas geraspelter Käse

Die Omelette zubereiten wie in der Grundzubereitung beschrieben.
Die Schinkenstreifen und den Käse daraufgeben.
Fertigstellen wie im Grundrezept beschrieben.

Frühstücksideen

Marinierter Ziegenkäse
für 1 Person

½ TL getrockneter Thymian
¼ TL getrockneter Rosmarin
½ TL schwarze Pfefferkörner
¼ TL weisse Pfefferkörner
1 TL Korianderkörner
2 Ziegenkäslein
Olivenöl extra vergine
2 Lorbeerblätter
2 Scheiben Pumpernickel
3 getrocknete Tomaten

Thymian und Rosmarin ganz fein hacken. Mit den Pfefferkörnern und den Korianderkörnern mischen.
Die Ziegenkäslein halbieren, zwei Käsehälften nebeneinander in ein verschliessbares Gefäss legen. Die Hälfte der Körner darüberstreuen. Die anderen beiden Käsehälften darauflegen und mit dem Rest der Körner bestreuen.
Mit Olivenöl bedecken. Die Lorbeerblätter auf der Seite hineinstecken. Das Gefäss fest verschlossen 4 Tage kühl stellen.
Die marinierten Ziegenkäse Zimmertemperatur annehmen lassen.
Den Backofen auf Grillstufe (oder maximale Oberhitze) einstellen.
Auf jede Scheibe Pumpernickel eine Tomatenscheibe legen und darauf das Käslein. Im Ofen etwa 3 Minuten grillieren.

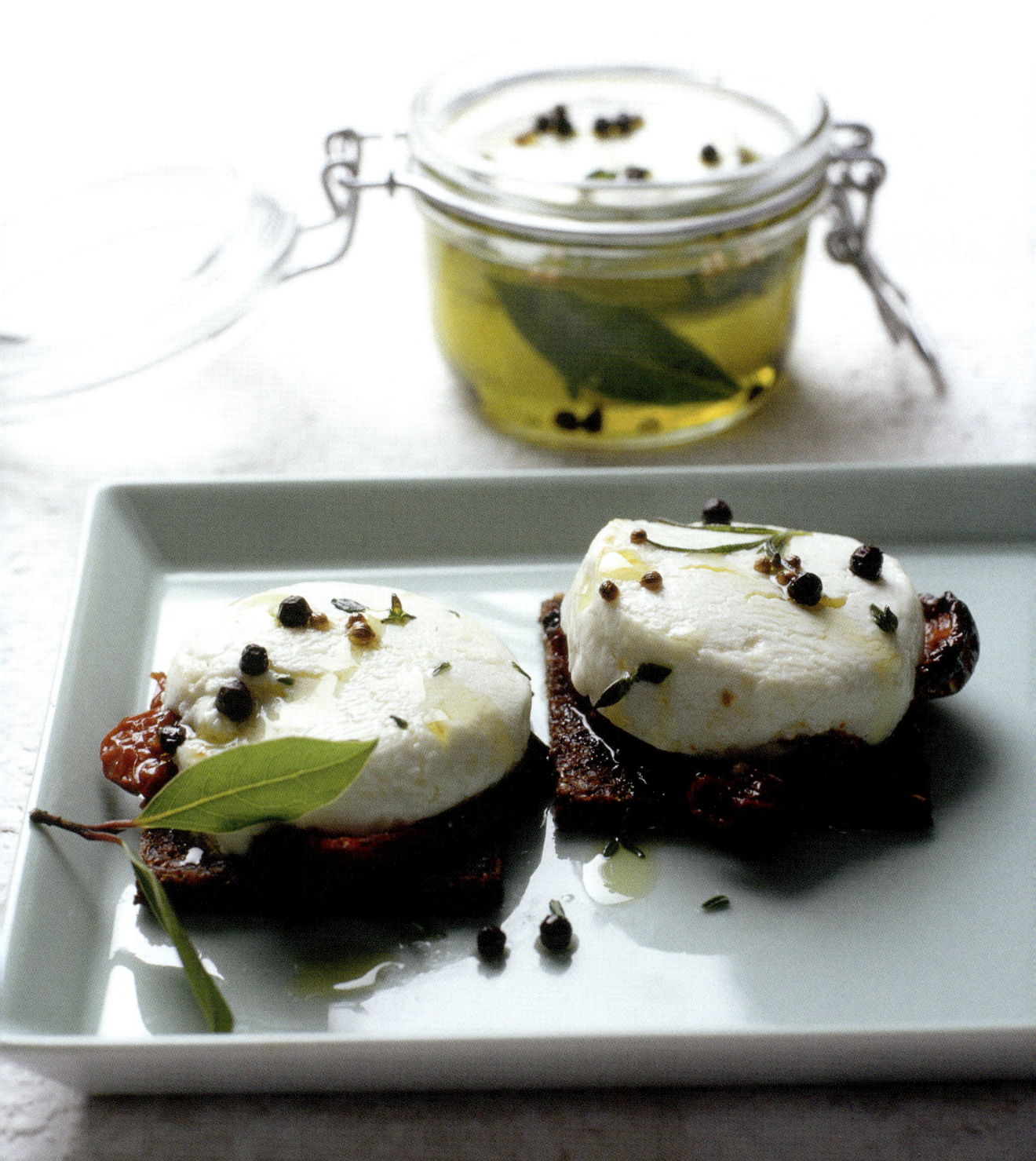

Frühstücksideen

Baskisches Rührei

*1 kleine Zwiebel,
in feine Streifchen geschnitten
je 1 rote und gelbe Peperoni (Paprikaschote), in feine Streifen geschnitten
2 EL Olivenöl
2 Tomaten, entkernt, gewürfelt
2 Knoblauchzehen, gepresst
einige Blätter Basilikum, in Streifen geschnitten
4 Eier
Salz, schwarzer Pfeffer aus der Mühle, Cayennepfeffer nach Belieben*

Zwiebel und Peperonistreifen im Olivenöl bei milder Hitze weich dünsten. Dann die Tomaten und den Knoblauch beigeben, den Basilikum hinzufügen und alles bei milder Hitze noch weitere 5 Minuten dünsten. Die Eier verquirlen, über das Gemüse geben und unter ständigem Rühren so lange braten, bis die Eier zu stocken beginnen. Mit Salz, Pfeffer und eventuell etwas Cayennepfeffer abschmecken und sofort servieren.

Budwig-Müesli

für 1 Person

*120 g Magerquark
3 EL Joghurt oder Wasser
2 EL Leinöl
etwas Honig
geröstete Leinsamen (aus dem Reformhaus, z.B. «Linusit»)*

Den Quark mit Joghurt oder Wasser, Leinöl und Honig im Mixer mixen. Auf einen Teller geben und mit den gerösteten Leinsamen bestreuen. Nach Belieben Früchte dazu servieren.

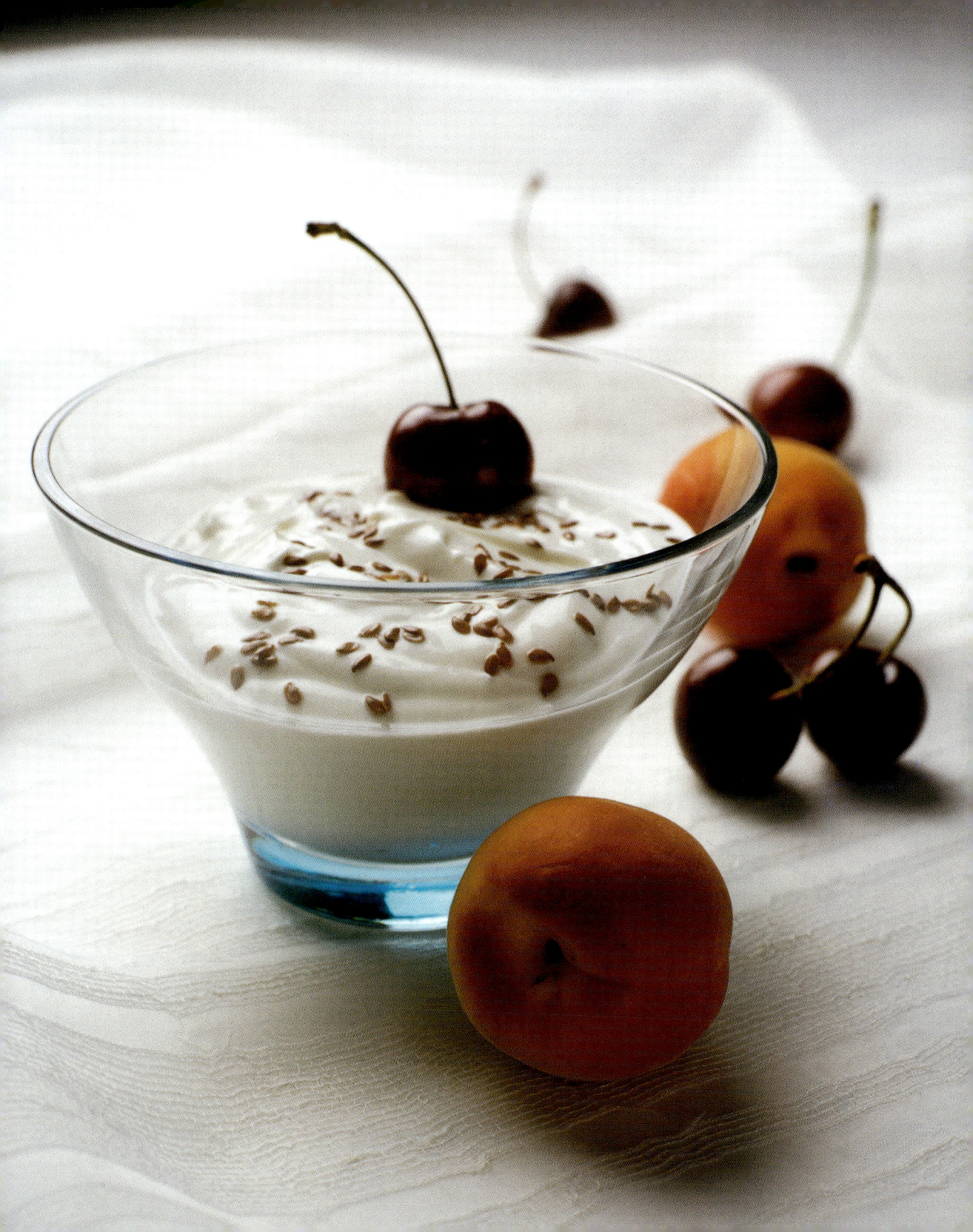

Frühstücksideen

Smoothie
Dickes Frühstücksgetränk
für 1 Person

1 Banane
einige Beeren
1 Becher Joghurt nature
oder 100 g Quark mit etwas Wasser
1 EL Weizenkeime oder 1 TL Leinöl

Alles im Mixer mixen.

Knusper-Müesli
für 1 Person

1 EL Müeslimischung
1 EL Weizenkeime
1 EL Kerne (Sonnenblumenkerne,
Pinienkerne, gehackte Mandeln usw.)
1 Joghurt nature oder Bifidus
1 Birne, geraspelt

Alle Zutaten mischen.
Dank der Birne braucht dieses Müsli
keine Zuckerbeigabe.

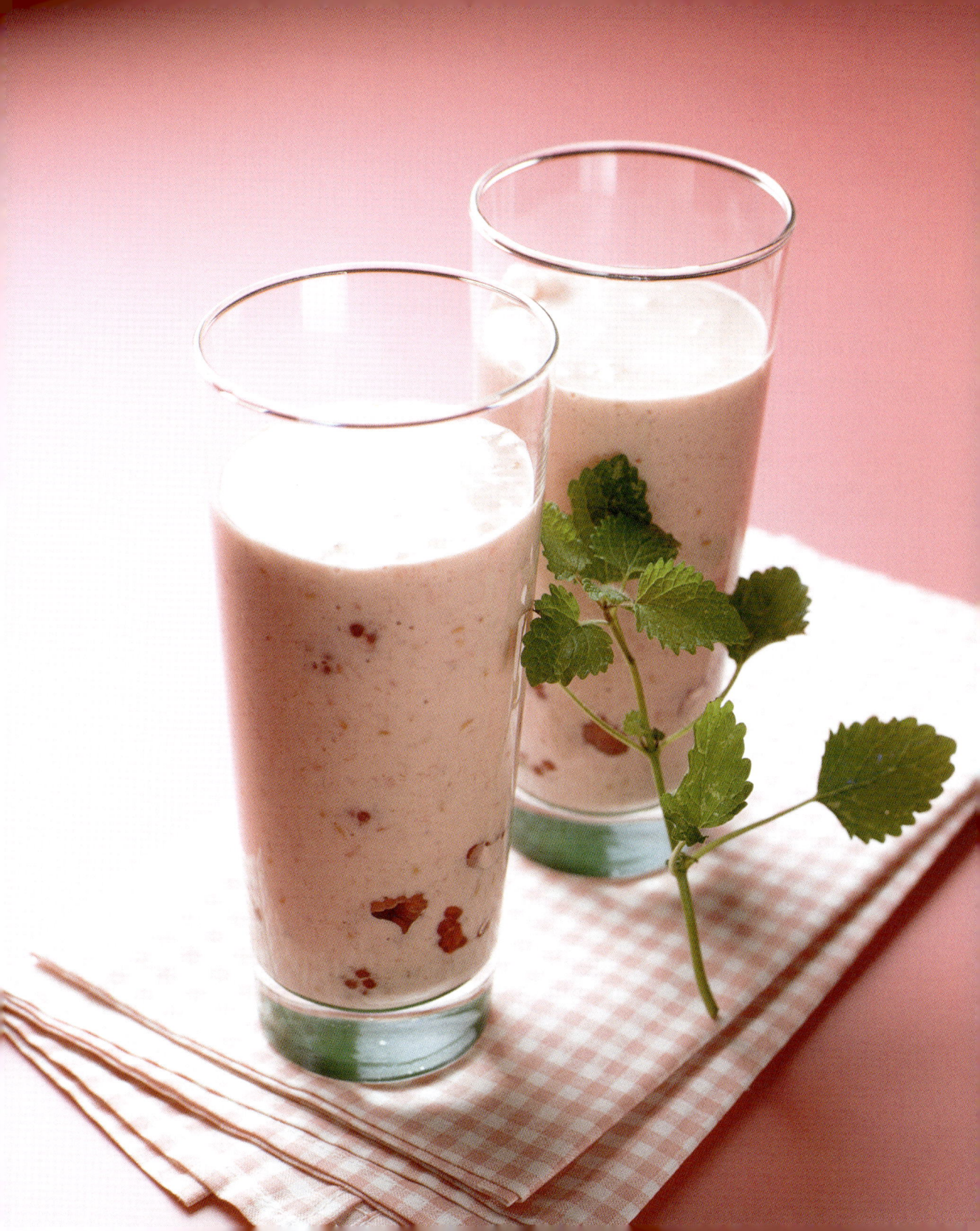

Salate und Lunches

Amerikanischer Pouletsalat

200 ml Gemüse- oder Hühnerbouillon
400 g Hühnerfleisch
(aus Freilandhaltung, z.B. Pouletbrust)
100 g Mayonnaise (aus dem Reformhaus)
½ TL scharfes Currypulver
Salz, Pfeffer aus der Mühle
2 Stangen Sellerie, klein gewürfelt
100 g Baumnüsse
2 Scheiben Ananas, klein gewürfelt
1 Bund Schnittlauch, fein geschnitten

Die Bouillon erhitzen, das Hühnerfleisch hineingeben, die Hitze sofort zurückschalten und das Hühnerfleisch bei milder Hitze 30 Minuten garen. In der Bouillon erkalten lassen.
Aus der Bouillon nehmen und in kleine Stücke schneiden. (Die Bouillon für eine Suppe oder Sauce weiterverwenden oder bis zum weiteren Gebrauch tiefkühlen.)
Die Mayonnaise mit dem Currypulver vermischen, mit Salz und Pfeffer kräftig abschmecken. Mit allen übrigen Zutaten inklusive des Hühnerfleischs mischen und mindestens 10 Minuten ziehen lassen.
Mit einem gemischten Salat servieren.

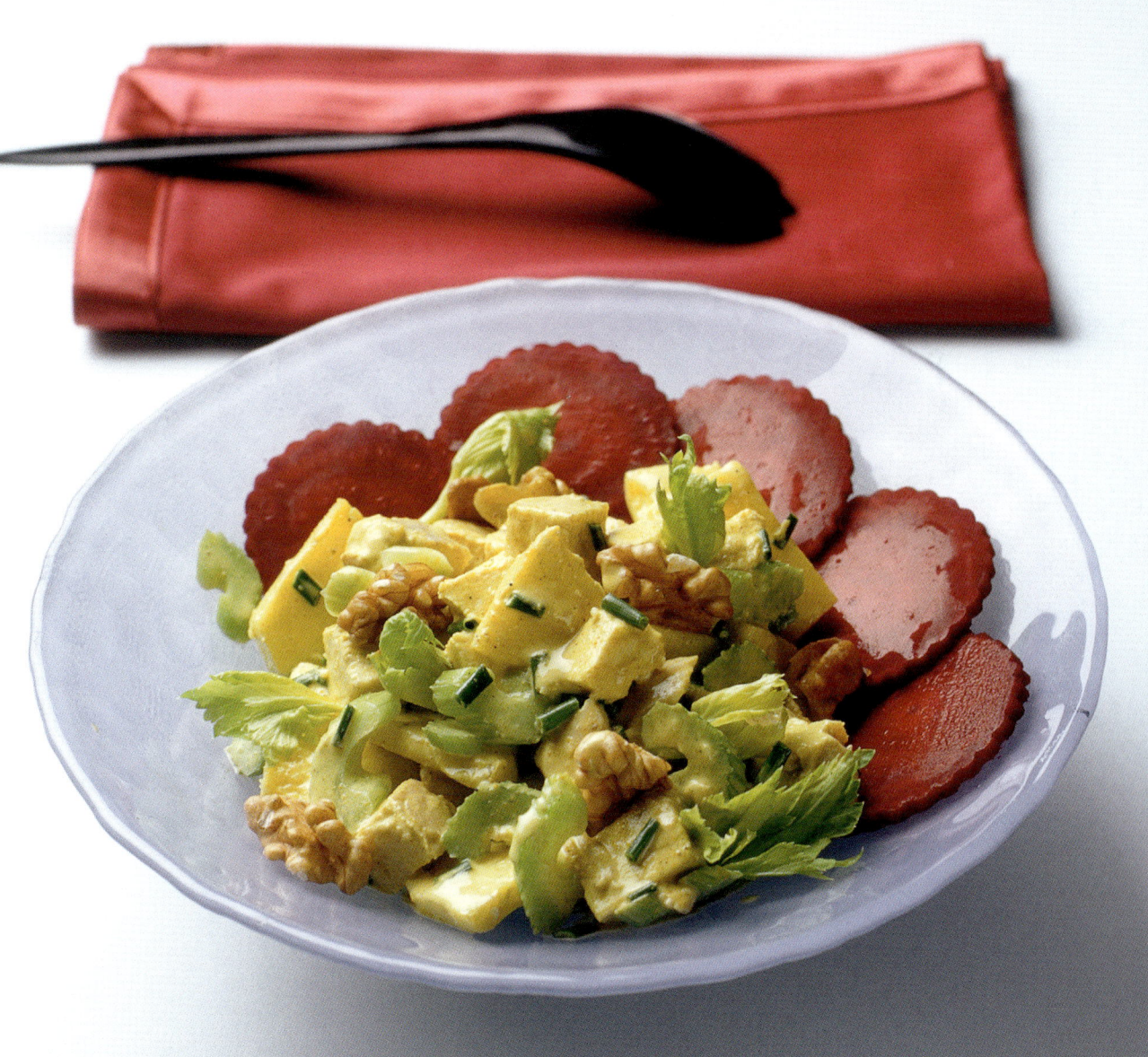

Salate und Lunches

Avocadosalat mit Linsen

100 g rote Linsen
Salatblätter
1 Avocado
2 Tomaten, klein gewürfelt
Balsamicoessig, Olivenöl
Salz, Pfeffer aus der Mühle
Basilikum, Petersilie oder Schnittlauch

Die roten Linsen in ungesalzenem Wasser 3 Minuten kochen, abgiessen und mit kaltem Wasser durchspülen. Gut abtropfen lassen.
Die Teller mit Salatblättern auslegen.
Die Avocado schälen, den Stein entfernen und das Fruchtfleisch in lange Streifen schneiden. Auf den Salatblättern schön verteilen und mit den Tomatenwürfelchen bestreuen.
Balsamico, Olivenöl, Salz und Pfeffer zu einem Dressing verrühren und die gekochten Linsen damit mischen. Die Linsen über dem Salat verteilen. Mit den fein geschnittenen Kräutern bestreuen.

Crudités mit Gemüsedip

Diverse Gemüse, z.B. Stangensellerie, Karotten, Radieschen, Gurken, Peperoni (Paprika), Rettich, Chicorée

Dip:
½ TL gehackte Zwiebel
2 Radieschen
50 g Salatgurke
50 g Karotte
100 g Hüttenkäse
etwas Zitronensaft
wenig Sojasauce
1 EL Schnittlauch, fein geschnitten
Salz, Pfeffer aus der Mühle

Die Gemüse putzen und in lange, dicke Stäbchen schneiden.
Für den Dip alle Zutaten bis auf den Schnittlauch im Cutter pürieren. Pikant abschmecken und zuletzt den Schnittlauch beifügen.

Tipps:
Für einen etwas flüssigeren Dip einen halben Becher Joghurt mitpürieren.
Für einen Thunfischdip Thunfisch aus der Dose mit Joghurt mixen und mit Schnittlauch, Salz und Pfeffer abschmecken.

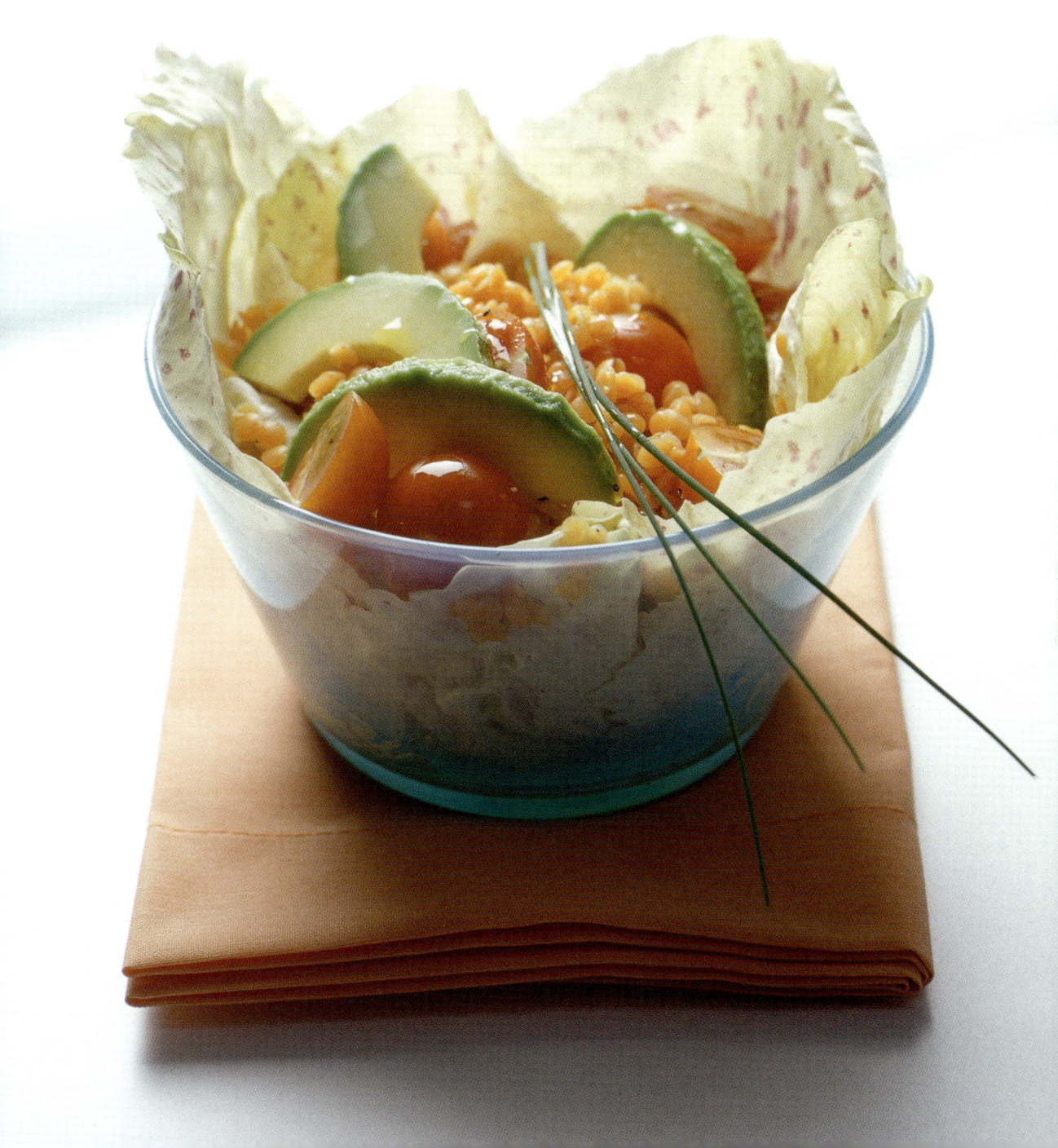

Salate und Lunches

Tomatensalat mit Avocado

4 Tomaten, in Scheiben geschnitten
1 Avocado
Balsamicoessig, Olivenöl
Salz, Pfeffer aus der Mühle
2 EL Pinienkerne,
trocken in der Pfanne geröstet

Die Salatteller mit den Tomatenscheiben auslegen.
Die Avocado halbieren, schälen und in Scheiben schneiden. Fächerförmig zwischen die Tomatenscheiben legen. Balsamicoessig, Olivenöl, Salz und Pfeffer zu einer pikanten Salatsauce verrühren und über die Tomaten und Avocados träufeln. Mit den gerösteten Pinienkernen bestreuen.

Guacamole
Avocadocreme

1 vollreife Avocado
½ Zitrone, Saft
1 EL Joghurt, Nordische Sauermilch oder Mayonnaise
1 Msp. Sambal Oelek (Pfefferschotenpüree) oder etwas gehackte rote Peperoncini
Salz, Pfeffer aus der Mühle

Belag:
1 Frühlingszwiebel, grüne Röhrchen und weisser Teil, fein gehackt
1 Tomate, klein gewürfelt
50 g Rahmtilsiter oder anderer neutraler Käse, klein gewürfelt
6–10 schwarze Oliven, entsteint, gewürfelt oder in Streifen geschnitten

Die Avocado halbieren, den Stein entfernen, das Fleisch mit einem Löffel herausheben, mit einer Gabel zerdrücken und sofort mit den übrigen Zutaten vermischen. Pikant abschmecken und auf einer Platte oder in einem tiefen Teller anrichten.
Die Zutaten für den Belag vermischen und über die Avocadocreme streuen.

Tipps:
Guacamole lässt sich vorzüglich in Tomaten oder kleine Peperonihälften oder auf Selleriestangen füllen.

Statt der Frühlingszwiebel kann man auch ½ kleine gehackte Zwiebel und 1 Bund klein geschnittenen Schnittlauch nehmen.

Gefüllte Eier

4 Eier, hartgekocht
2 EL Mayonnaise
2 EL Quark
1 TL Senf
Salz, Paprika

Die hartgekochten Eier halbieren, die Eigelbe sorgfältig herauslösen und in einer Schüssel mit einer Gabel ganz fein zerdrücken. Die übrigen Zutaten gut daruntermischen, bis eine cremige Masse entstanden ist. Die Masse in die ausgehöhlten Eihälften füllen, mit etwas Paprika bestreuen.

Varianten:
– Ganz fein gehackte Frühlingszwiebeln und ein paar Tropfen Tabasco hinzufügen.
– 100 g Räucherlauchs, ganz fein gehackt, sowie etwas gehackten Dill oder fein geriebenen Meerrettich darunterziehen.
– 100 g fein gehackten Schinken und fein gehackten Schnittlauch hinzufügen.

Eiersalat

4 Eier, hartgekocht, geschält, gewürfelt
2 grosse Salzgurken, klein gewürfelt
1 Karotte, geschält, klein gewürfelt
1 Bund Petersilie oder Schnittlauch, fein geschnitten
Blattsalat oder Chicoréestangen

Salatsauce:
1 EL Mayonnaise
(möglichst aus dem Reformhaus)
2 EL Joghurt nature
Salz, Pfeffer aus der Mühle,
Currypulver

Die Zutaten zur Salatsauce verrühren. Alle Salatzutaten bis auf den Blattsalat oder Chicorée mit der Salatsauce vermischen und etwas ziehen lassen. Den Teller mit den Salatblättern auslegen, mit etwas Essig und Öl beträufeln und den Eiersalat in der Mitte hübsch anrichten.

Salate und Lunches

Mischsalat
mit geräucherter Forelle

Diverse Gemüse, z.B. Kohlrabi, Karotten,
Gurken, in Stäbchen geschnitten
Kopfsalat oder anderer Blattsalat
1 kleine Zwiebel, fein gehackt
1 Ei, hartgekocht, gehackt
200 g geräucherte Forellenfilets
1 Bund Dill oder Kerbel, fein gehackt

Salatsauce:
1 EL Weissweinessig oder Sherryessig
3 EL Traubenkernöl oder
kaltgepresstes Olivenöl
Salz, Pfeffer aus der Mühle
1 Msp. Akazienhonig

Die Zutaten zur Salatsauce verrühren.
Mit dem in Stäbchen geschnittenen Gemüse vermischen und etwas ziehen lassen.
Die Teller mit dem Kopf- oder Blattsalat auslegen und die Gemüsestäbchen darauf verteilen.
Mit der gehackten Zwiebel und dem gehackten Ei bestreuen.
Die Forellenfilets in Stücke schneiden und auf dem Salat anrichten.
Mit den Kräutern bestreuen.

Tipps:
Nach Belieben mit etwas fein geraffeltem Meerrettich bestreuen oder etwas Meerrettich in die Salatsauce geben.
Statt geräucherter Forelle Rauchlachs oder geräucherten Stör verwenden.

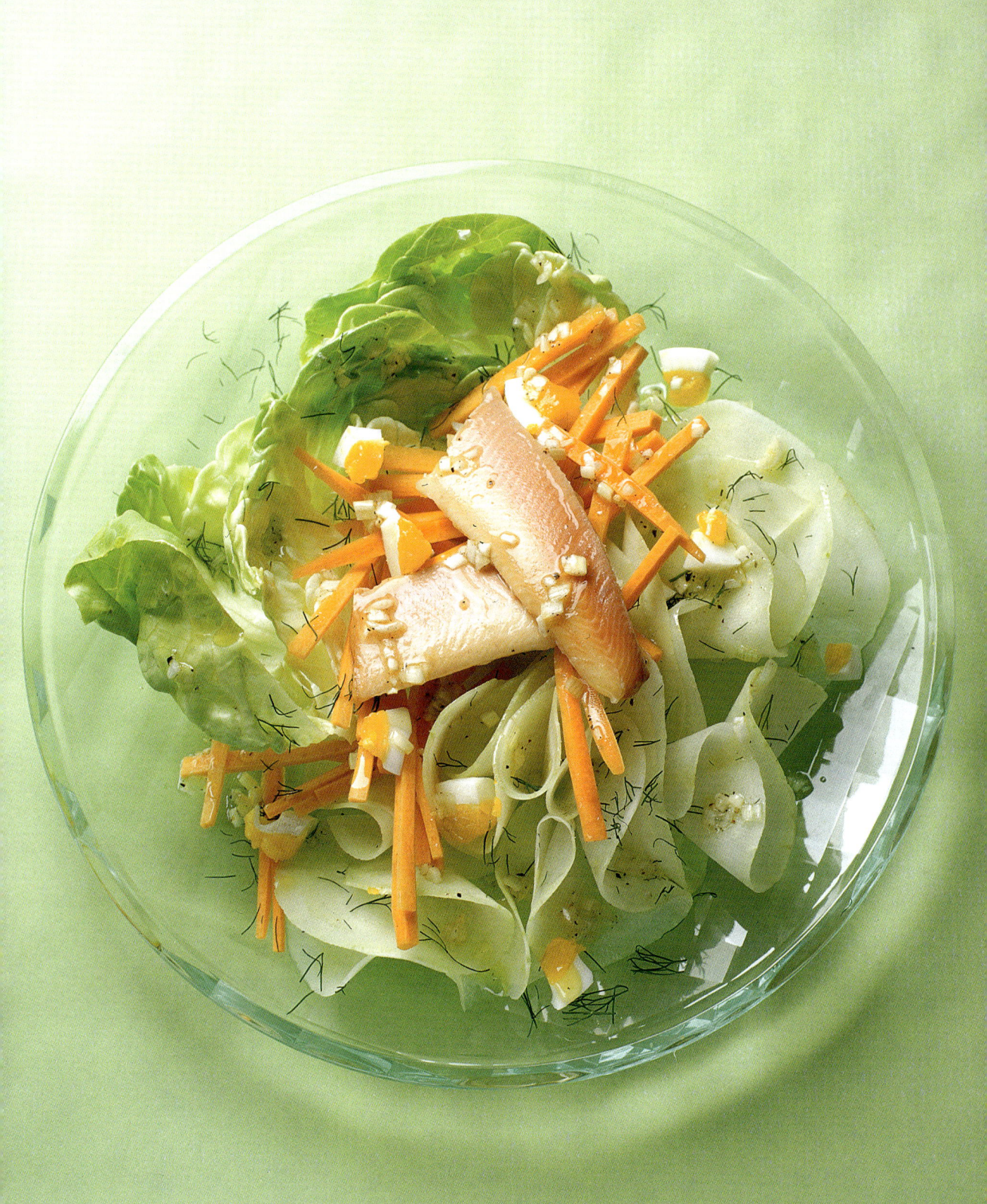

Salate und Lunches

Linsensalat mit Frischkäse

100 g grüne Linsen
2 Karotten, sehr klein gewürfelt
1 Bund Petersilie, fein gehackt
2 EL Sherryessig
2 EL Olivenöl
1 TL Sojasauce
Salz, Pfeffer aus der Mühle
200 g Frischkäse
(z.B. Ziger, Philadelphia) oder Schafs-Weichkäse (Brébiou), in Scheiben

Die Linsen in ungesalzenem Wasser
8 Minuten kochen, in ein Sieb abschütten
und mit kaltem Wasser abbrausen.
Die Linsen mit allen anderen Zutaten
vermischen und mindestens 15 Minuten
ziehen lassen. Nochmals abschmecken
und auf zwei Salatteller verteilen.
Den Käse in schöne Scheiben schneiden
und auf dem Linsensalat anrichten.

Eiersalat auf Salatteller

4 Eier, hartgekocht
2 Frühlingszwiebeln, Röhrchen in Ringe geschnitten, weisser Teil gehackt
4 Radieschen, geviertelt
Blattsalate

Salatsauce von Seite 91
oder nach Belieben

Die Zutaten zur Salatsauce verrühren.
Die Eier vorsichtig schälen, mit dem
Eierschneider einmal längs, dann quer
in Scheiben schneiden oder von Hand
mit dem Messer klein würfeln.
Alle Zutaten mischen. Nach Geschmack
mit etwas Salz abschmecken.
Die Teller mit Salatblättern auslegen
und würzen. Den Eiersalat in der Mitte
anrichten.

Tipp:
Dazu passt ausgezeichnet
Pumpernickel.

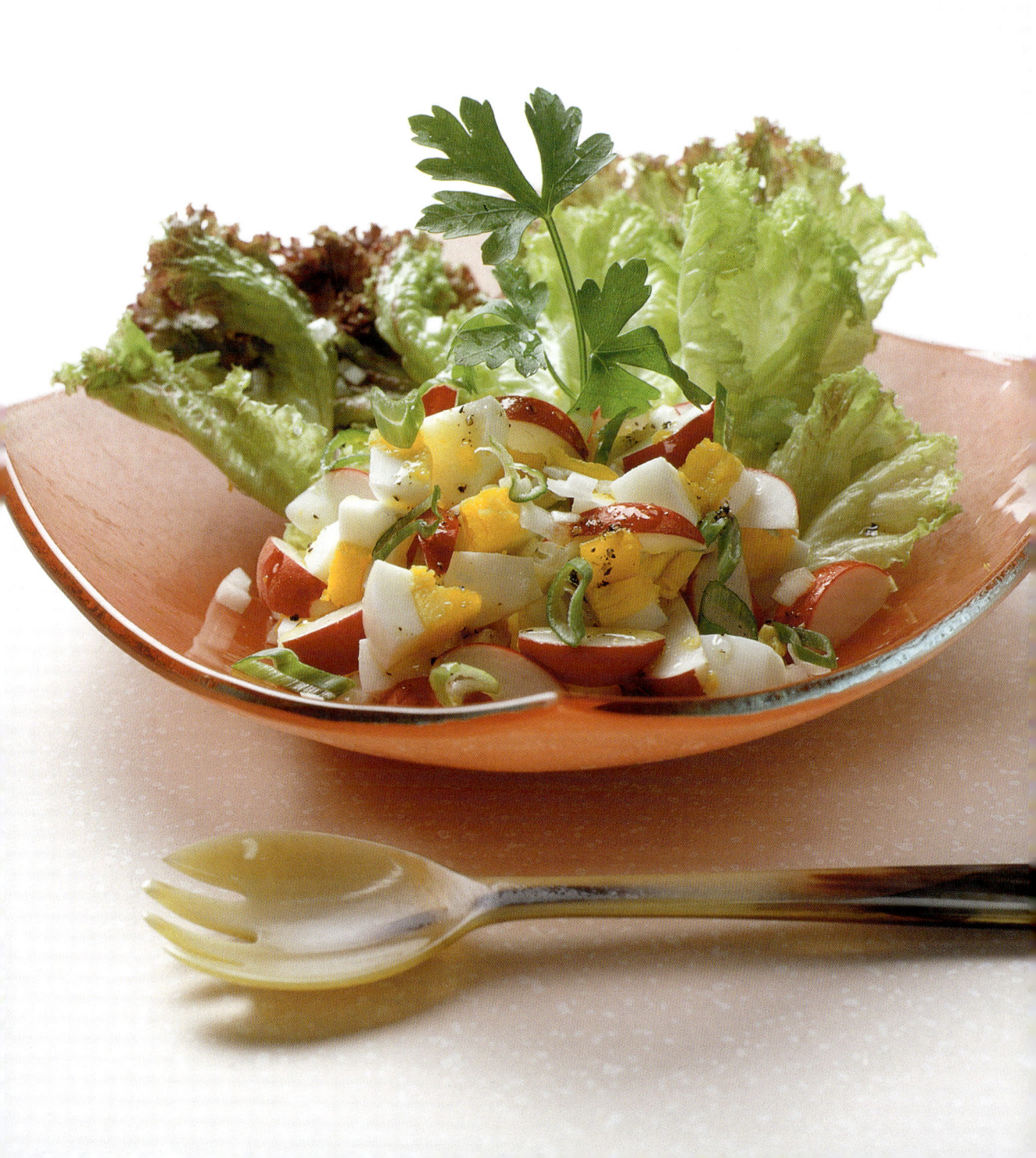

Salate und Lunches

Salat mit Lachsröllchen

*100 g Räucherlachs in Scheiben
1 Packung (ca. 125 g) Frischkäse
mit Meerrettich
1 Bund Schnittlauch, fein geschnitten
wenig Zitronensaft
Salatblätter*

*Salatsauce von Seite 91
oder nach Belieben*

Die Lachsscheiben auf einem Stück Frischhaltefolie ausbreiten.
Den Frischkäse mit dem Schnittlauch und wenig Zitronensaft vermischen und mit einem in heisses Wasser getauchten Messer auf die Lachstranchen streichen. Diese aufrollen und in die Folie gewickelt kühl stellen. Die Teller mit Salatblättern auslegen und mit Salatsauce beträufeln. Die Lachsrollen in Scheiben schneiden und auf dem Salat anrichten.

Blumenkohlsalat

*1 kleiner Blumenkohl, in Röschen zerteilt,
über Dampf knackig gegart
2 Selleriestangen, klein gewürfelt
2 EL Mayonnaise (aus dem Reformhaus)
2 EL Quark
Essig, Öl, Kräutersalz, Pfeffer aus
der Mühle
2 Eier, hartgekocht, gehackt*

Alle Zutaten bis auf die Eier mischen und etwas ziehen lassen. Falls die Sauce zu wenig flüssig ist, etwas Joghurt nature beifügen.
Erst vor dem Servieren das gehackte Ei daruntermischen oder darüberstreuen.

Tipp:
Ein wunderbarer Ersatz für den geliebten Kartoffelsalat.

Salatteller mit Kürbiskernquark

Blattsalate nach Belieben
½ Salatgurke
½ Bund Radieschen
200 g Rahmquark
2 EL Kürbiskerne
Kräutersalz, Pfeffer aus der Mühle
1 EL Sonnenblumenöl
1 EL Sherryessig oder anderer Essig, mit 2 EL Wasser verrührt
frisch gehackter Dill
geviertelte Radieschen als Garnitur

Die Teller mit den Blattsalaten auslegen.
Die Gurke in Scheiben schneiden und kreisförmig auf dem Salat anordnen.
Den Rahmquark mit den Kürbiskernen vermischen und mit Kräutersalz und Pfeffer abschmecken. Den Quark in die Mitte des Gurkenkreises geben.
Öl, Essig und Dill zur Salatsauce rühren, würzen (eventuell mit etwas Wasser verdünnen) und über den Blattsalat und die Gurkenscheiben träufeln.
Mit geviertelten Radieschen garnieren.

Fleischgerichte

Keftedakia
Griechische Hackfleischbällchen

1 Zwiebel, sehr fein gehackt
Olivenöl
300 g gehacktes Kalbfleisch oder Rindfleisch (oder gemischt)
1 Ei
1 TL fein gehackte Pfefferminze und Petersilie
½ TL getrockneter Oregano
1 Knoblauchzehe, gepresst
1 EL Paniermehl, in wenig Wasser kurz eingeweicht
Salz, Pfeffer aus der Mühle

wenig Mehl

Die Zwiebel in wenig Olivenöl weich dünsten. Sämtliche Zutaten mischen und kräftig abschmecken.
Aus der Masse kleine, ovale Bällchen formen. Diese in wenig Mehl wenden und im Olivenöl ausbacken.

Tipp:
Die doppelte Menge zubereiten und fürs nächste Mittagessen verwenden. Die Fleischbällchen schmecken auch kalt wunderbar.

Keftedakia auf Fagioli alla Margherita
(siehe Rezept Seite 139)

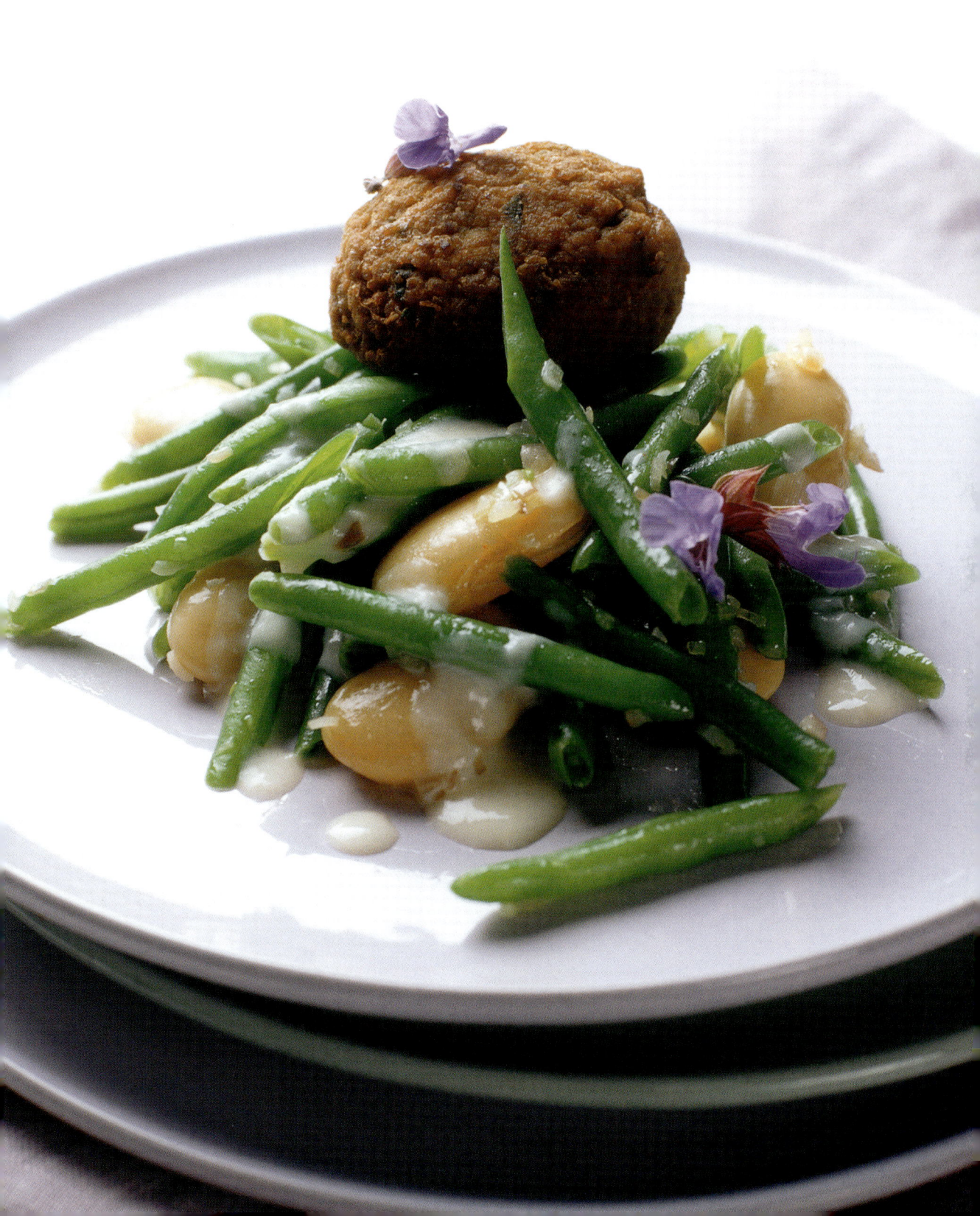

Fleischgerichte

Marinierter Rindfleischsalat mit Blumenkohl und Bohnen

1 kleine Zwiebel, in dünne Scheiben geschnitten
1 Knoblauchzehe, fein gehackt
¼ grüne Peperoni (Paprika), fein gehackt
Petersilie oder Estragon, fein gehackt
300 g Entrecôte am Stück (Lendenstück)
Saft von 1 Zitrone

300 g grüne Bohnen
300 g Blumenkohl
1 Tomate, in Achtel geschnitten
Olivenöl oder Rapsöl
1 TL Dijonsenf

Zwiebel, Knoblauch, Peperoni und Kräuter mischen. Die Hälfte der Mischung auf den Boden einer Gratinform geben und das Fleisch darauflegen. Die restliche Mischung darüberstreuen. Das Fleisch mit dem Zitronensaft beträufeln. 2 Stunden bei Raumtemperatur oder über Nacht zugedeckt im Kühlschrank marinieren.

Die Bohnen über Dampf 10 Minuten garen, dann die Blumenkohlröschen beigeben und alles zusammen nochmals 5 Minuten über Dampf knackig garen. In eine grosse Salatschüssel geben und abkühlen lassen.
Das Fleisch aus der Marinade nehmen und mit Küchenpapier trockentupfen. Die Marinade in einem Pfännchen 2 Minuten kochen.
Das Fleisch salzen und unter dem heissen Backofengrill oder ohne Fett in der Grillpfanne rund 10 Minuten grillen, bis es rosa ist. Herausnehmen und 3 Minuten ruhen lassen, dann in dünne Streifen schneiden und zusammen mit den Tomaten zum gekochten Gemüse geben. Die Marinade durch ein Sieb giessen, Öl und Senf daruntermischen, zum Salat geben und alles gut durchmischen. 20 Minuten kalt stellen, dann servieren.

Tipp:
Wer nicht unter Hyperinsulinismus leidet, kann den Blumenkohl durch Kartoffeln ersetzen.

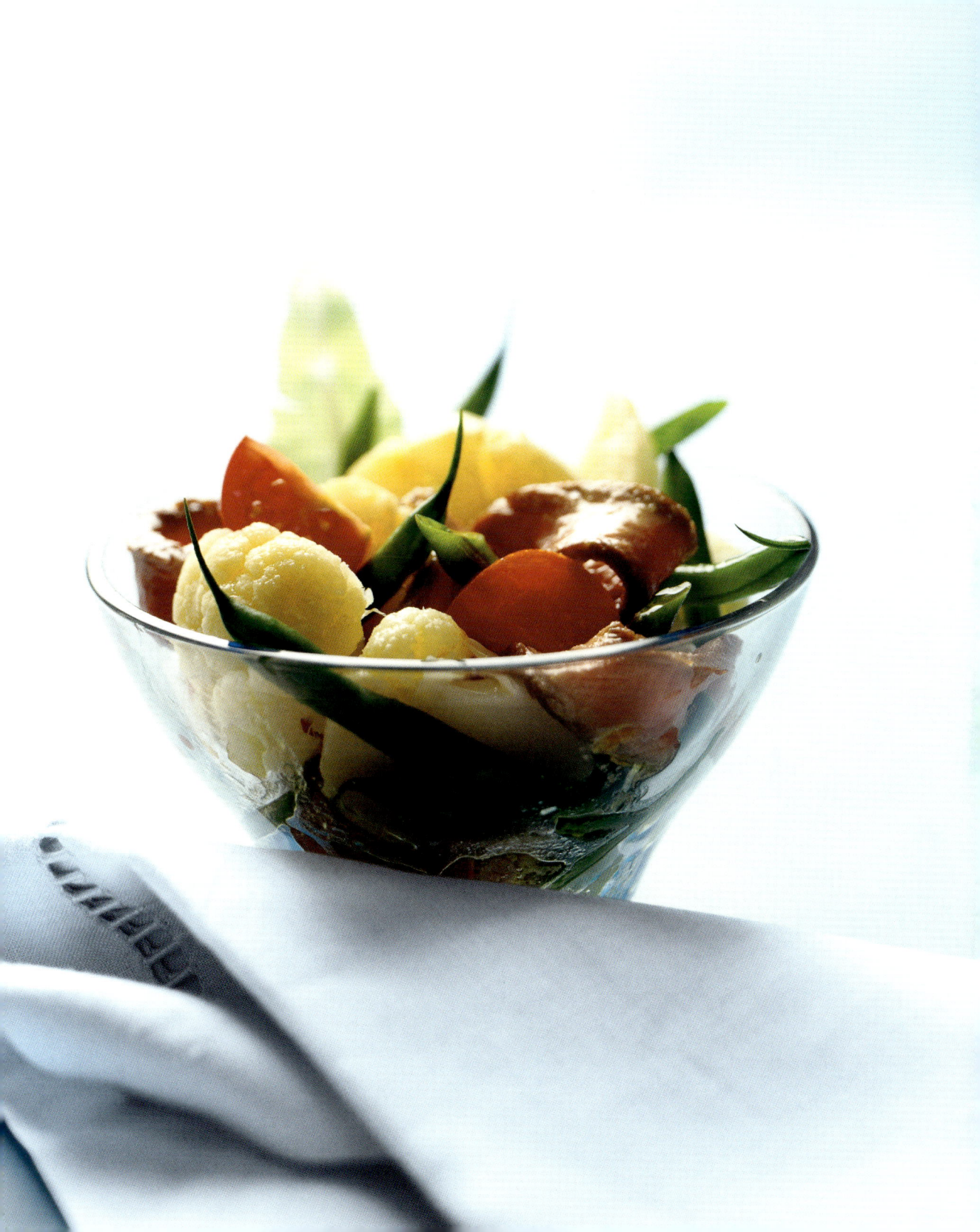

Fleischgerichte

Szegediner Gulasch

2 EL Rapsöl
600–800 g Kalbfleisch (Schulter; aus Freilandhaltung), in grosse Würfel geschnitten
3 Zwiebeln, halbiert, längs in Streifen geschnitten
1 TL Tomatenpüree
1 EL edelsüsser Paprika
100 ml trockener Weisswein
½ TL Kümmel, im Mörser zerstossen
1 Majoranzweig
200 ml Rinds- oder Gemüsebouillon
500 g gekochtes Sauerkraut (Bioqualität)
200 ml Vollrahm
Salz, Pfeffer aus der Mühle
1 Prise Cayennepfeffer

In einer ofenfesten Pfanne das Öl erhitzen. Kalbfleisch und Zwiebeln hineingeben, salzen und pfeffern und gut anbraten. Das Tomatenpüree und das Paprikapulver beigeben, gut mischen und mit dem Wein ablöschen. Kümmel, Majoran sowie die Bouillon beifügen und alles zugedeckt 45 Minuten im 180 Grad heissen Ofen schmoren.
Aus dem Ofen nehmen, den Majoranzweig entfernen, das Sauerkraut dazugeben und zugedeckt weitere 30 Minuten im Ofen schmoren.
Herausnehmen, den Rahm beifügen und das Gulasch mit Salz, Pfeffer und Cayennepfeffer abschmecken.

Tipp:
Ich habe Ihnen hier gleich die doppelte Menge angegeben, da Gulasch aufgewärmt fast noch besser schmeckt.
Wer keinen Hyperinsulinismus hat, kann etwas gekochte Kartoffeln oder Spätzli dazu servieren.

Rindsfiletstreifen mit Chinakohl und Pinienkernen

300 g Rindsfilet, in Streifen geschnitten
2 TL Maisstärke (Maizena)
Pfeffer aus der Mühle
1 TL Austernsauce
1 TL Sojasauce
1 TL Sherry
1 Prise Zucker
Rapsöl oder Kokosfett
1 Chinakohl, in Streifen geschnitten
½ Zwiebel, fein gehackt
½ grüne Peperoni (Paprika), in Streifen geschnitten
1 Stange Staudensellerie, in Scheibchen geschnitten
1 Frühlingszwiebel, weisser Teil und Röhrchen fein geschnitten
2 EL Pinienkerne, trocken geröstet

Die Rindfleischstreifen mit 1 TL Maisstärke und Pfeffer in eine Schüssel oder in einen Plastiksack geben und gut mischen, bis das Fleisch damit rundherum überzogen ist. Das Fleisch bei Raumtemperatur kurz ziehen lassen.
Den zweiten Teelöffel Maisstärke mit Austernsauce, Sojasauce, Sherry und Zucker verrühren.
In einer grossen Bratpfanne oder im Wok wenig Rapsöl oder Kokosfett erhitzen, den Chinakohl darin anbraten und zusammenfallen lassen. Leicht salzen, herausnehmen und warm stellen.
In derselben Pfanne das Fleisch in heissem Rapsöl oder Kokosfett kurz braten, aus der Pfanne nehmen. Dann in derselben Pfanne Zwiebel, Peperoni und Sellerie 30 Sekunden unter Rühren braten. Das Fleisch zum Gemüse zurück in die Pfanne geben und kurz heiss werden lassen. Dann die Sauce dazugeben und weitere 30 Sekunden unter Rühren braten, bis Fleisch und Gemüse von der eingedickten Sauce überzogen sind.
Den Chinakohl auf 2 Teller verteilen und in die Mitte die Rindsfiletstreifchen geben. Mit der Frühlingszwiebel und den gerösteten Pinienkernen bestreuen.

Fleischgerichte

Lamm-Gemüse-Eintopf

2 EL Olivenöl
4 Schalotten, geschält, halbiert
1 Knoblauchzehe, gepresst
1 Rosmarinzweig
200 ml Lammfond oder kräftige Gemüsebouillon
200 g Wirz (Wirsing), in grobe Stücke geschnitten
2 Zweige Thymian oder wenig Lavendelblättchen
200 g kleine Kefen (Zuckerschoten), tiefgekühlt oder frisch
100 g Erbsen, tiefgekühlt oder frisch
300 g Lammhohrücken oder Lammfilets
2 Tomaten, gehäutet, geviertelt
Salz, Pfeffer aus der Mühle

In einem grossen Topf das Olivenöl erhitzen. Schalotten, Knoblauch und den Rosmarinzweig kurz darin andünsten, dann mit dem Lammfond oder der Gemüsebouillon ablöschen.
Den Wirz und den Thymian beigeben, aufkochen und 15 Minuten leise köcheln lassen. Frische Kefen und Erbsen von Anfang an mitkochen, Tiefkühlgemüse erst nach 15 Minuten Kochzeit beifügen und weitere 5 Minuten leise köcheln lassen. Das Lammfleisch darauflegen und die Tomaten beigeben und zugedeckt 10 Minuten auf kleinstem Feuer ziehen lassen. Das Fleisch herausnehmen, in Scheiben schneiden und auf die Teller verteilen. Mit dem Gemüse und der entstandenen Brühe servieren, diese eventuell noch mit Salz und Pfeffer abschmecken.

Tipp:
Selbstverständlich lässt sich dieses Gericht auch mit anderen Fleischsorten oder mit anderem Gemüse zubereiten.
Lassen Sie Ihrer Fantasie freien Lauf!

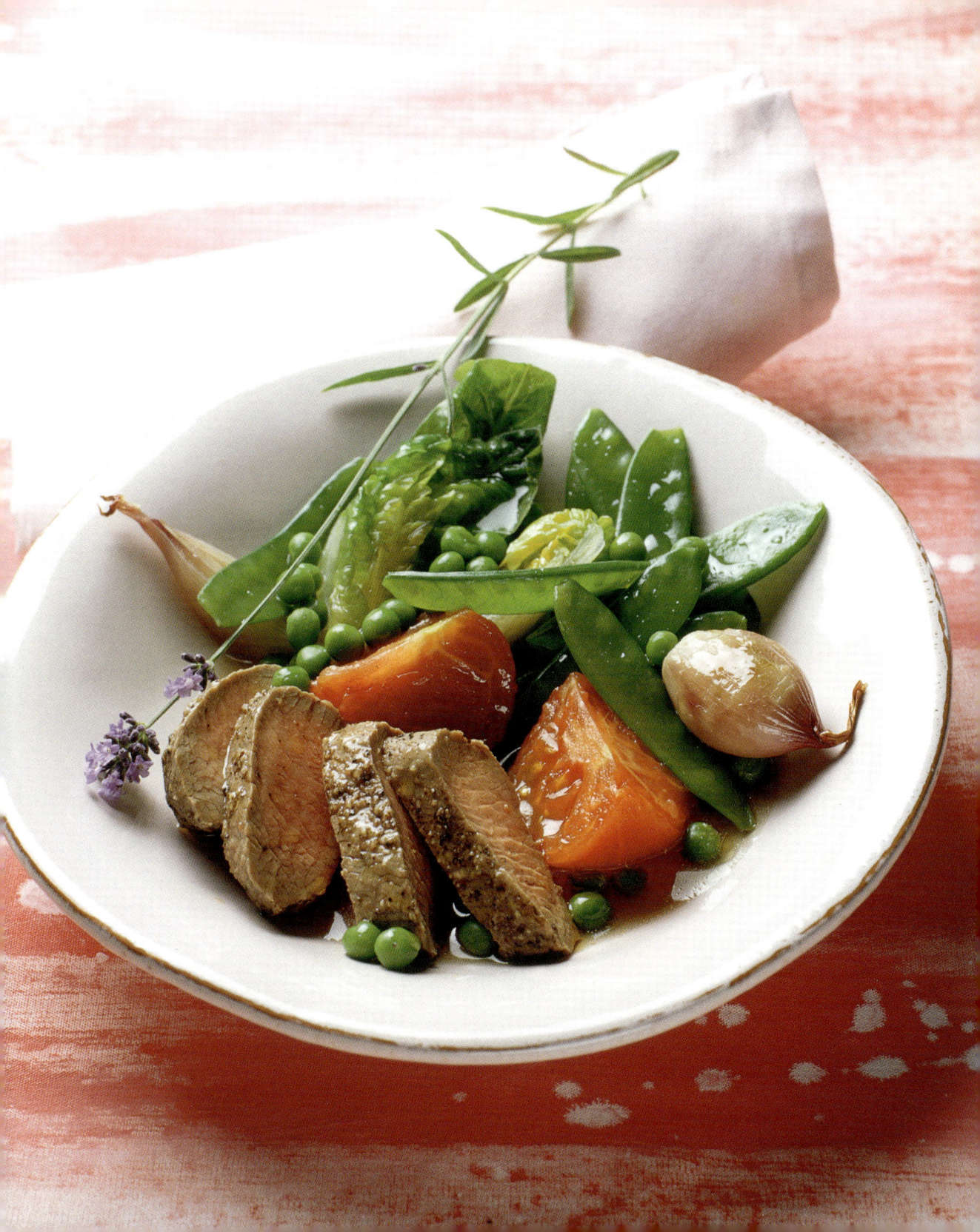

Fleischgerichte

Pouletbrüstchen im Wirzmantel

1 Wirz (Wirsing)
3 Pouletbrüstchen (aus Freilandhaltung), bis zum Gebrauch sehr kalt gestellt
200 ml Gemüse- oder Hühnerbouillon
150 ml Vollrahm
1 TL Cognac
1 Bund Kerbel oder Petersilie, sehr fein gehackt
je 1 TL rosa und grüner Pfeffer, im Mörser zerstossen
etwas Butter oder Öl
1 Zitrone, abgeriebene Schale und einige Tropfen Saft
100 ml Weisswein
1 TL Senf
Salz, Pfeffer aus der Mühle, Kräutersalz

Vom Wirz 4 grosse Blätter ablösen und über Dampf knapp weich kochen. Auf Küchenpapier abtropfen lassen. Die Mittelrippe wegschneiden und jeweils 2 Blätter so übereinanderlegen, dass eine grosse Fläche entsteht.

Die Bouillon erhitzen und 2 der Pouletbrüstchen darin 10 Minuten ziehen lassen. In der Bouillon etwas auskühlen lassen.
In der Zwischenzeit das dritte Pouletbrüstchen in Würfel schneiden und zusammen mit 50 ml Rahm und dem Cognac im Cutter fein pürieren. Die Hälfte des Kerbels oder der Petersilie beifügen und die Farce mit Salz und dem zerstossenen Pfeffer pikant abschmecken.
Auf die ausgelegten Wirzblätter jeweils etwas Pouletfarce geben, die gegarten ganzen Pouletbrüstchen darauflegen und mit der restlichen Farce bestreichen.
Fest in die Wirzblätter einwickeln. Eventuell mit Küchengarn binden. Die Päckchen über Dampf 10 Minuten garen.
Den restlichen Wirz in sehr feine Streifen schneiden und in etwas Butter oder Öl weich dünsten. Mit Kräutersalz und ein paar Tropfen Zitronensaft abschmecken.
Für die Sauce die vom Garen der Pouletbrüstchen verbliebene Bouillon mit dem Weisswein auf 100 ml einkochen, den Senf und den restlichen Rahm (100 ml) beifügen. Mit Zitronenschale, ein paar Tropfen Zitronensaft, Salz und Pfeffer abschmecken, eventuell mit wenig Maisstärke binden.

Tipp:
Dieses Rezept sieht nach etwas mehr Arbeit aus. Die Wirzpäckchen lassen sich aber bis auf das Garen gut vorbereiten. Bereiten Sie gleich die doppelte Menge zu und essen die zweite Hälfte am folgenden Tag kalt!

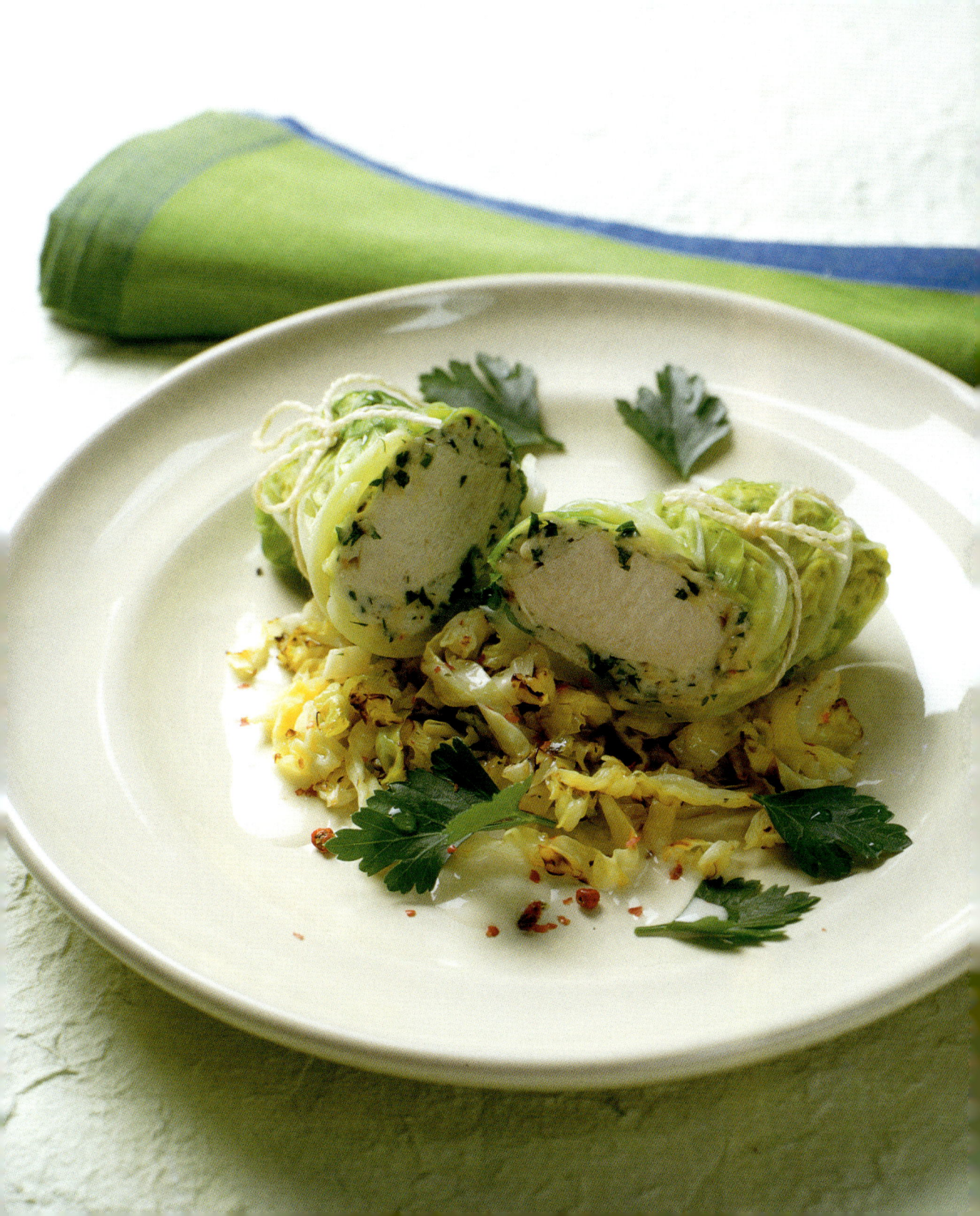

Fleischgerichte

Kräuter-Pouletflügel

500 g Pouletflügel
(aus Freilandhaltung)
50 g Butter
1 TL getrocknete Petersilie
½ TL getrockneter Oregano
1 TL Paprika
½ TL Salz
etwas Pfeffer aus der Mühle
50 g geriebener Parmesan

Den Ofen auf 180 Grad vorheizen und ein Blech mit Backpapier auslegen.
Die Spitzen der Pouletflügel wegschneiden (eventuell einfrieren, um später daraus eine Geflügelbouillon herzustellen).
Die Butter in einem kleinen Pfännchen schmelzen. Die Kräuter und Gewürze mischen.
Die Pouletflügel zuerst in der flüssigen Butter, dann in der Gewürzmischung wenden und auf das Backpapier legen.
Im vorgeheizten Ofen 1 Stunde backen.

Tipp:
Als Variante für die Gewürzmischung: Oregano, Currypulver, Paprika verwenden.

Salatteller mit mariniertem Kalbsfilet

300 g Kalbsfilet
Öl zum Braten

Marinade:
1 EL Sesamöl
1 EL Sojasauce
1 EL Sherry

Salatsauce:
1 EL Rotweinessig
1 TL Sesamöl
2 EL Rapsöl
1 TL Sojasauce
1 Knoblauchzehe, gepresst
½ TL Ingwer, fein gehackt
1 kleine Schalotte, fein gehackt

Blattsalate und etwas Fenchel oder Chicoréeblätter, fein geschnitten

Den Backofen auf 120 Grad vorheizen.
Die Zutaten zur Marinade verrühren.
Das Kalbsfilet in einer Bratpfanne in wenig Öl anbraten, dabei immer wieder mit der Marinade bepinseln. Sobald es rundherum gebräunt ist, aus der Pfanne nehmen, in Alufolie wickeln und im Ofen bei 120 Grad 20 Minuten ziehen lassen.
Für die Salatsauce alle Zutaten mischen, nochmals mit Salz abschmecken. Die Hälfte der Salatsauce mit dem Blattsalat mischen, die andere Hälfte mit dem fein geschnittenen Fenchel oder Chicorée.
Die Salate schön auf 2 Teller verteilen. Das Kalbsfilet in hauchdünne Scheiben schneiden und auf dem Salat anrichten.

Rehragout mit Selleriepüree und frischen Steinpilzen

600 g Rehragout
Olivenöl oder Rapsöl
5 kleine Schalotten, geschält
5 Knoblauchzehen, geschält
1 kleine Chilischote oder
½ TL Sambal Oelek
1 Sternanis oder 4 Nelken
1 cm frischer Ingwer, fein gehackt
2 Lorbeerblätter
1 Rosmarinzweig
1 Tomate, klein gewürfelt
150 ml Wildfond (oder starke
Fleischbouillon)
300 ml kräftiger Rotwein

Selleriepüree:
250 g Sellerie, geschält gewogen
250 g mehlig kochende Kartoffeln
100 ml Crème fraîche oder Sauerrahm
Salz, Pfeffer aus der Mühle, Muskatnuss

250 g Steinpilze, geputzt,
in Scheiben geschnitten
Olivenöl
Salz, Pfeffer aus der Mühle
½ Bund Petersilie, fein gehackt

Den Backofen auf 170 Grad vorheizen.
In einer grossen Bratpfanne 2 EL Öl erhitzen und das Fleisch darin rundherum scharf anbraten. Herausnehmen und in eine ofenfeste Form geben.
Einen weiteren Esslöffel Öl beigeben, die Schalotten und Knoblauchzehen darin anbraten und über das Fleisch geben.
Alle weiteren Würzzutaten und die Tomaten in die Pfanne geben, kurz anbraten, mit dem Fond und dem Wein ablöschen und über das Fleisch giessen. Zugedeckt im Ofen 2 Stunden garen lassen.
Für das Selleriepüree den Sellerie und die Kartoffeln im Dampfkochtopf weich kochen. Mit der Crème fraîche im Mixer pürieren, mit Salz, Pfeffer und Muskatnuss würzen.
Für die Pilze kurz vor dem Servieren etwas Olivenöl in einer Bratpfanne erhitzen und die Steinpilze darin scharf braten.
Mit Salz und Pfeffer abschmecken und mit der fein gehackten Petersilie mischen.

Fleischgerichte

Grillierte Lammkoteletts mit Rotkraut

6–8 Lammkoteletts, je nach Grösse
Salz, Pfeffer aus der Mühle, Dijonsenf

500 g Rotkraut, fein gehobelt
1 kleine Zwiebel, fein gehackt
2 EL Olivenöl oder Rapsöl
1 EL Essig
150 ml Rotwein
½ Glas roter Portwein
1 getrocknete Feige, fein gewürfelt
nach Belieben 1 cm Ingwer, geschält, fein gehackt

Sauce:
1 EL Vollrohrzucker und 2 EL Wasser
100 ml Rotwein
1 TL Ingwer, frisch gerieben
1 EL Portwein
1 TL Gemüsebouillon
3 EL kalte Butter

Für das Rotkraut die Zwiebel im Öl andünsten, dann das Rotkraut dazugeben und 2–3 Minuten mitdünsten. Mit Essig, Rotwein und Portwein ablöschen, Feigen und nach Belieben Ingwer beifügen und alles zugedeckt etwa 1 Stunde weich köcheln. Nochmals abschmecken.

Für die Sauce den Zucker mit dem Wasser in einem Pfännchen einkochen lassen, bis eine karamellartige Flüssigkeit entstanden ist. Mit dem Wein ablöschen, dann alle anderen Zutaten bis auf die Butter dazugeben und 5 Minuten köcheln lassen. Kurz vor dem Servieren die kalte Butter darunterziehen, bis eine sämige Sauce entstanden ist.

Die Lammkoteletts mit Salz und Pfeffer würzen und mit Dijonsenf bestreichen. Unter dem heissen Backofengrill, in der Grillpfanne oder auf dem Gartengrill auf beiden Seiten etwa 4 Minuten grillieren.

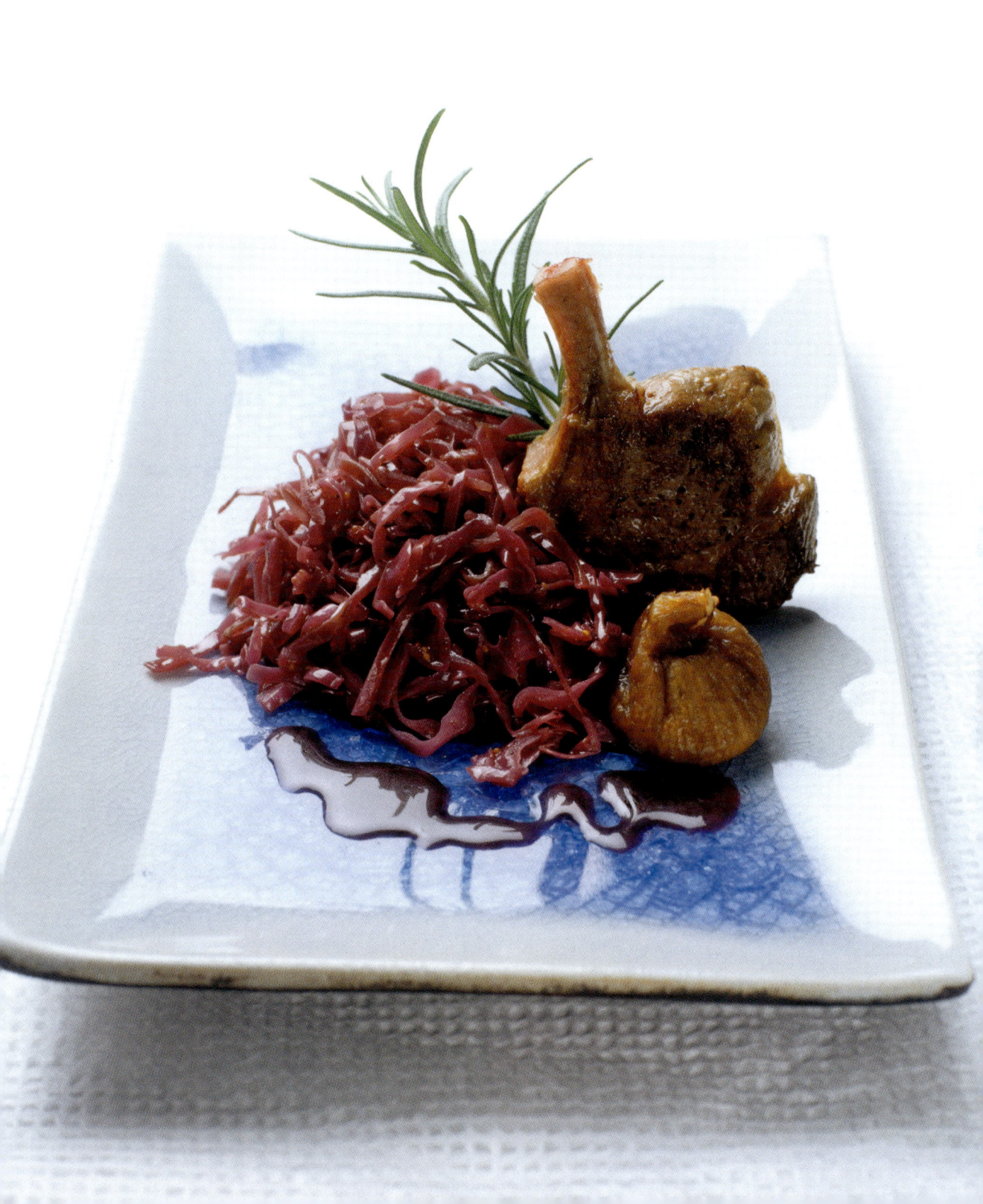

Fleischgerichte

Grillierte Pouletschenkel mit Limonensauce

4–6 Pouletschenkel, ohne Haut

Marinade oder Sauce:
100 ml frischer Limonensaft
100 ml Weisswein
1 TL gemahlener Kreuzkümmel
1 rote Chilischote, entkernt, in dünne Scheibchen geschnitten (oder 1 TL Sambal Oelek)
½ TL Salz
½ TL Zucker

Für die Marinade alle Zutaten mischen, die Hühnerschenkel darin wenden und 4–6 Stunden zugedeckt kühl stellen.
Die Hühnerschenkel aus der Marinade nehmen und unter dem vorgeheizten Backofengrill (in einem Abstand von etwa 15 cm von der Grillschlange) 6–8 Minuten grillieren.
Die Hühnerschenkel umdrehen, mit etwas Marinade bepinseln und nochmals 6–8 Minuten grillieren. Zur Garprobe die Spitze eines scharfen Messers hineinstechen; der austretende Saft muss klar sein.
Die verbliebene Marinadenflüssigkeit in eine kleine Pfanne giessen, ½ TL Zucker beigeben und bei starker Hitze 2 Minuten kochen.
Zum Servieren die Pouletschenkel mit etwas Sauce übergiessen.

Tipp:
Besonders gut passt dazu Blumenkohl oder Broccoli.

Pouletspiesschen mit Zitrone

2–3 Pouletbrüstchen
Salz, Pfeffer aus der Mühle,
frisch gemahlener Koriander
2 Zitronen, unbehandelt, in ½ cm dicke Scheiben geschnitten
Öl und Butter zum Braten

Die Pouletbrüstchen in grobe Würfel schneiden. Mit Salz, Pfeffer und Koriander würzen.
Die Pouletwürfel abwechslungsweise mit den Zitronenscheiben auf Spiesschen stecken. Nochmals wenig salzen und pfeffern. In einer Mischung aus Öl und Butter braten oder mit Öl bepinselt grillieren.

Tipp:
Ein ganz einfaches Gericht, das durch die Kombination von Zitrone und gebratenem Huhn wunderbar schmeckt.

Pouletspiesschen mit Zitrone, dazu Gemüse und Kartoffeln aus dem Römertopf (siehe Rezept Seite 143)

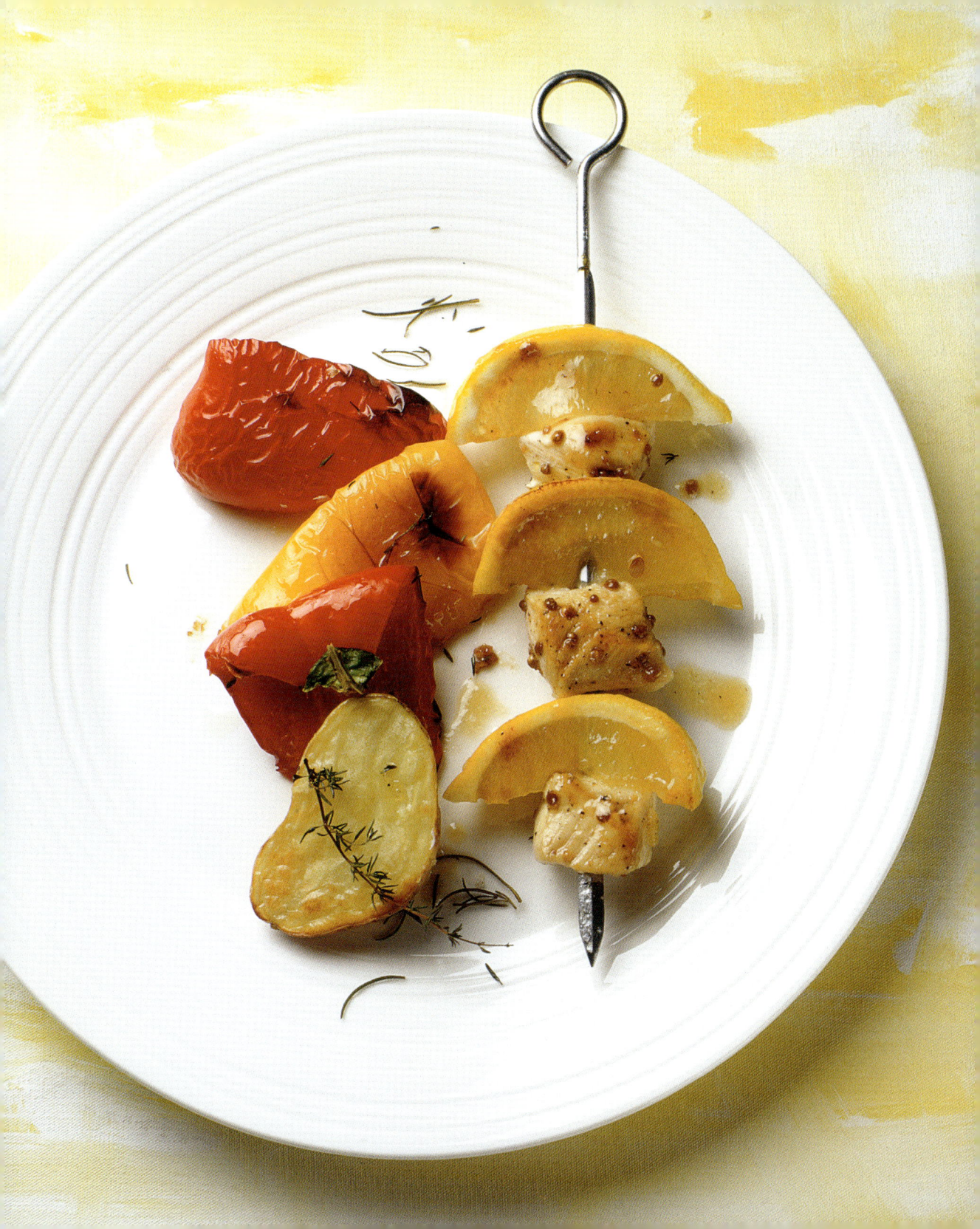

Hackfleischauflauf mit Gemüse

2 EL Olivenöl
1 Zwiebel, fein gehackt
2 grosse Knoblauchzehen, fein gehackt
300 g Hackfleisch, gemischt oder Lamm
2 Tomaten, gehäutet, entkernt, grob gehackt
1 rote oder gelbe Peperoni (Paprika), geschält, grob gewürfelt
1 kleine Chilischote, fein gehackt, oder 1 TL Sambal Oelek oder Harissa
100 ml Rotwein oder kräftige Bouillon
2 EL fein gehackte Petersilie
100 g Feta, in Würfel geschnitten
2 mittelgrosse Zucchini, in Scheiben geschnitten
100 ml Crème fraîche
2 EL Pinienkerne
Salz, Pfeffer aus der Mühle

Den Backofen auf 200 Grad vorheizen.
In einer grossen Bratpfanne Zwiebel und Knoblauch im Olivenöl anbraten, dann das Hackfleisch beifügen und kräftig durchbraten. Die Tomaten- und Peperoniwürfel dazugeben und kurz mitköcheln lassen. Chili beigeben, den Rotwein dazugiessen und etwa 5 Minuten köcheln lassen. Dann die Petersilie dazugeben und mit Salz abschmecken.
Den Boden einer leicht eingeölten Auflaufform mit Zucchinischeiben auslegen. Die Hackfleischmischung daraufgeben und die Fetawürfel darüber verteilen. Mit den restlichen Zucchinischeiben bedecken, diese leicht salzen und die Crème fraîche darauf verteilen. Mit den Pinienkernen bestreuen und pfeffern.
Den Auflauf im 200 Grad heissen Ofen 30 Minuten backen.

Lammfilets an Rosmarinbutter mit gemischtem Gemüse

300–400 g Lammfilets
wenig Dijonsenf
Salz, schwarzer Pfeffer aus der Mühle
diverse Gemüse, in Scheiben oder
Stäbchen geschnitten
1 EL Olivenöl oder Rapsöl
3 Zweige frischer Rosmarin
1 EL Butter
Kräutersalz

Die Lammfilets dünn mit dem Dijonsenf bestreichen, salzen und pfeffern. Das Gemüse über Dampf knackig-weich garen. Die Lammfilets zusammen mit einem Rosmarinzweig im heissen Olivenöl rundherum während etwa 4 Minuten gut anbraten. Herausnehmen und in Alufolie gewickelt kurz ruhen lassen.
Das Gemüse auf 2 Tellern schön anrichten, mit Kräutersalz bestreuen. Die Lammfilets schräg in Scheiben schneiden und auf das Gemüse legen.
Die Butter mit den restlichen zwei Rosmarinzweiglein in der Bratpfanne kurz aufschäumen lassen und über das Fleisch verteilen.

Fleischgerichte

Japanisches Fleischfondue

300–400 g Fleisch, nach Belieben gemischt, fertig geschnitten für Fondue chinoise
100–200 g Tofu (möglichst Bioqualität), in 2 cm breite Streifen geschnitten
1 grosse Karotte, vorgekocht, in dicke Scheiben geschnitten
100 g Shiitake oder andere frische Pilze, in Scheiben geschnitten
3 Frühlingszwiebeln, in feine Streifen geschnitten
100 g Chinakohl, in feine Streifen geschnitten
50–100 g japanische Nudeln oder hauchdünne Reisnudeln

Bouillon:
1 ½ l leichte Rinds- oder Hühnerbouillon
1 EL Sojasauce
2 EL Reisweinessig oder Sherry
1 TL frischer Ingwer, fein gehackt oder gerieben
1 TL fein gehackter oder gepresster Knoblauch
½ TL dunkles Sesamöl

Fleisch, Tofu und Gemüse auf einer Platte schön anrichten.
Die feinen Nudeln al dente kochen. Sofort in kaltes Wasser legen, abschütten und bereithalten.
Alle Zutaten für die Bouillon auf dem Herd vorkochen, dann in ein Fondue-Caquelon geben und über dem Rechaud warm halten.
Tofu und Gemüse in die Bouillon geben, das Fleisch, auf Fleischfondue-Gabeln aufgespiesst, jeweils nur kurz in der Brühe garen. Gemüse und Tofu mit einem Sieblöffel oder kleinen Siebchen herausheben und mit dem Fleisch geniessen.
Am Schluss die Nudeln beifügen und kurz erwärmen und so als Nudelsuppe essen.

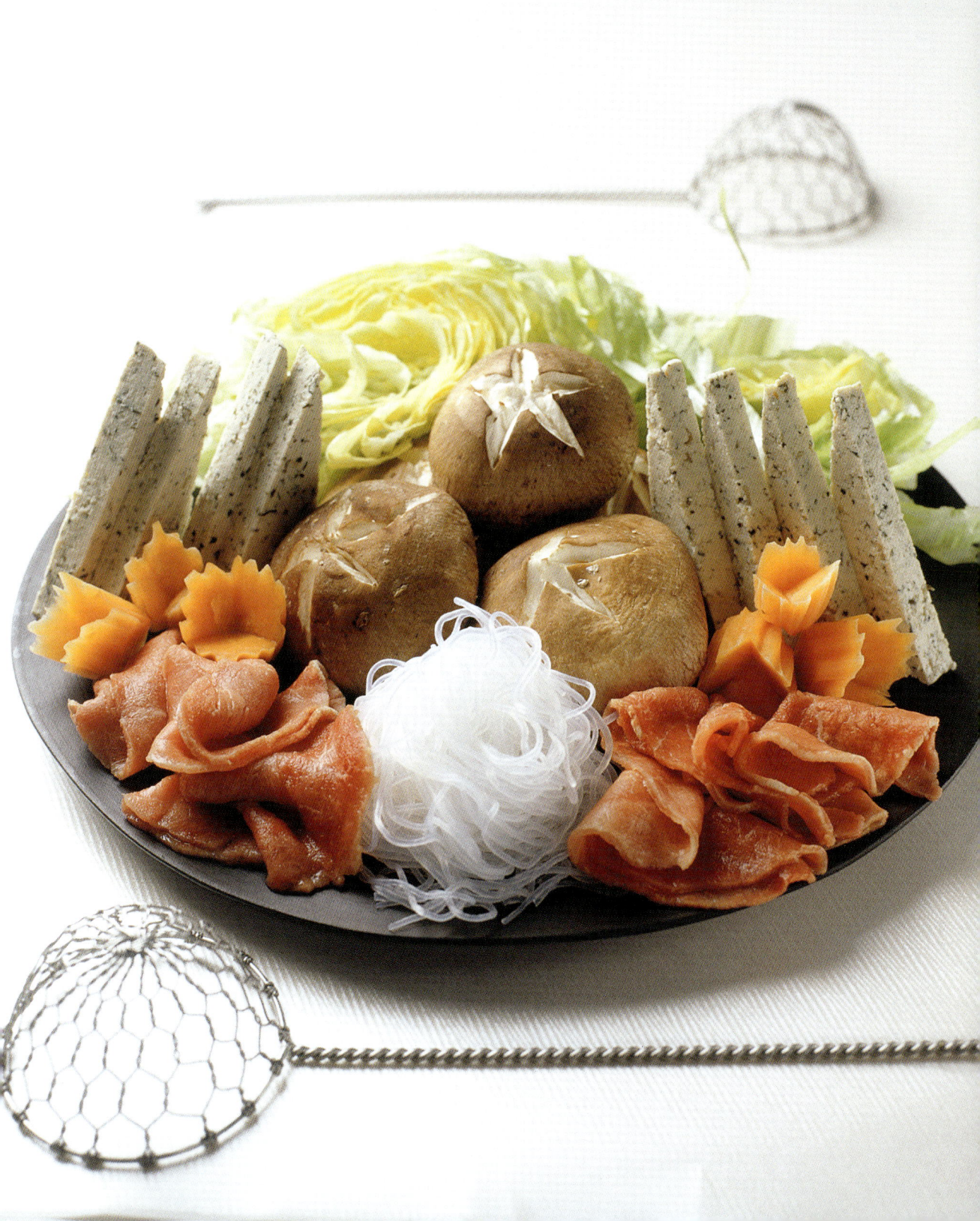

Fleischgerichte

Bollito misto

1½ l leichte Hühnerbouillon
1 Poulet (aus Freilandhaltung), küchenfertig
500–600 g Kalbsbraten
Lorbeerblätter, Pfefferkörner
2 Knoblauchzehen
600 g Gemüse (Karotten, Lauch, Zwiebeln)

Sauce:
2 Bund Petersilie
1 EL Kapern oder Essiggurken
1 Knoblauchzehe
Saft von ½ Zitrone
Olivenöl
Salz, Pfeffer aus der Mühle

In einem sehr grossen Topf die Bouillon zum Kochen bringen, das ganze Poulet und den Kalbsbraten zusammen mit Lorbeerblättern, Pfefferkörnern und den Knoblauchzehen beigeben und wieder zum Kochen bringen. Den Schaum mit einem Löffel entfernen. Die Hitze reduzieren, so dass die Bouillon nur ganz leicht simmert. 30 Minuten köcheln lassen. Das Gemüse beigeben und weitere 30 Minuten mitkochen.

Für die Sauce alle Zutaten im Cutter pürieren und pikant abschmecken.
Das Gemüse auf vorgewärmte Teller oder eine Platte verteilen. Fleisch und Huhn tranchieren und aufschneiden, auf der Platte anrichten. Die Sauce separat dazu servieren.

Tipps:
Die verbleibende Bouillon am Schluss trinken oder am nächsten Tag davon eine Minestrone kochen. Man kann sie auch zur späteren Verwendung tiefkühlen.
Restliches Fleisch kann man sehr gut kalt essen oder das Huhn z.B. für einen Pouletsalat (siehe Rezept Seite 86) verwenden, das Kalbfleisch aufschneiden und als «Vitello tonnato» zusammen mit einer Thunfisch-Mayonnaise-Sauce servieren (Thunfisch aus der Dose im Cutter fein pürieren, mit Mayonnaise und Quark verrühren und über das Fleisch geben).

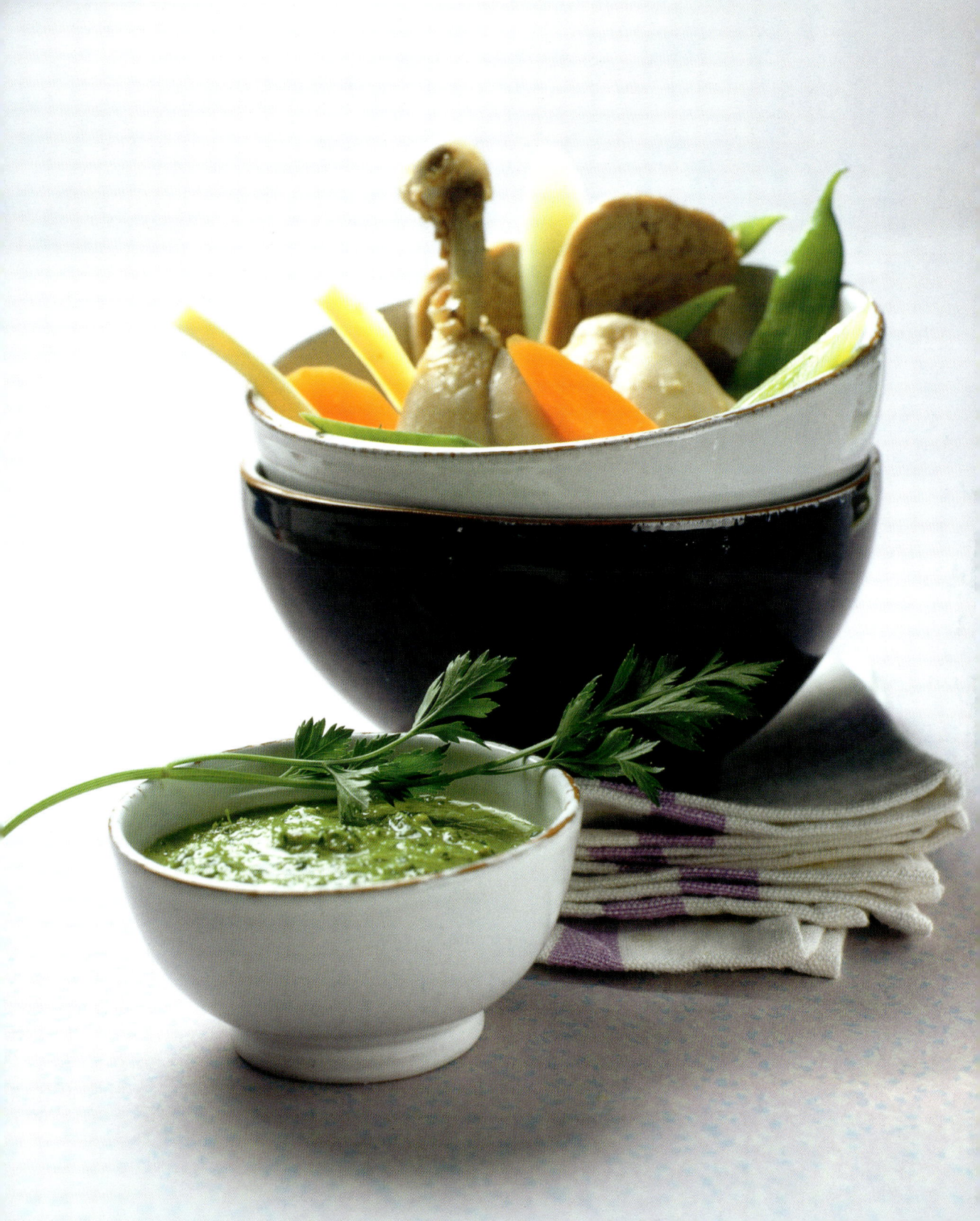

Fischgerichte

Baudroie mit Salsa verde

*400 g Seeteufelfilet am Stück,
Mittelknochen ausgelöst*

Fischsud:
½ l fertiger Fischfond
oder:
½ l Wasser
je 1 Zwiebel, 1 Karotte,
1 Selleriestange oder 1 Stück Knollensellerie, grob gehackt
1 Kräutersträusschen, bestehend aus Petersilie, Dill und 1 Lorbeerblatt
einige Pfefferkörner
1 Zitrone, geviertelt

Salsa verde:
2 Bund Petersilie
30 g Kapern
50 g Essiggurken
1 kleine Schalotte
1 Knoblauchzehe
2 EL Zitronensaft
2 EL Olivenöl
1 kleiner Peperoncino oder
1 Msp. Sambal Oelek
Salz, schwarzer Pfeffer aus der Mühle

Wenn kein fertiger Fischfond verwendet wird, die Zutaten für den Fischsud zum Kochen bringen und 15 Minuten leise köcheln lassen. Leicht salzen.
Den Seeteufel in den Sud geben und je nach Dicke 10–15 Minuten ziehen lassen. Herausnehmen, in Scheiben schneiden und auf einer Platte schön anrichten.
Für die Salsa verde alle Zutaten im Cutter oder von Hand ganz fein hacken, gut vermischen und pikant abschmecken.
Die Salsa verde über die Fischscheiben verteilen.

Tipps:
Jedes grosse Fischstück lässt sich so zubereiten.
Dazu schmeckt besonders gut ein Salat oder gemischtes Gemüse.

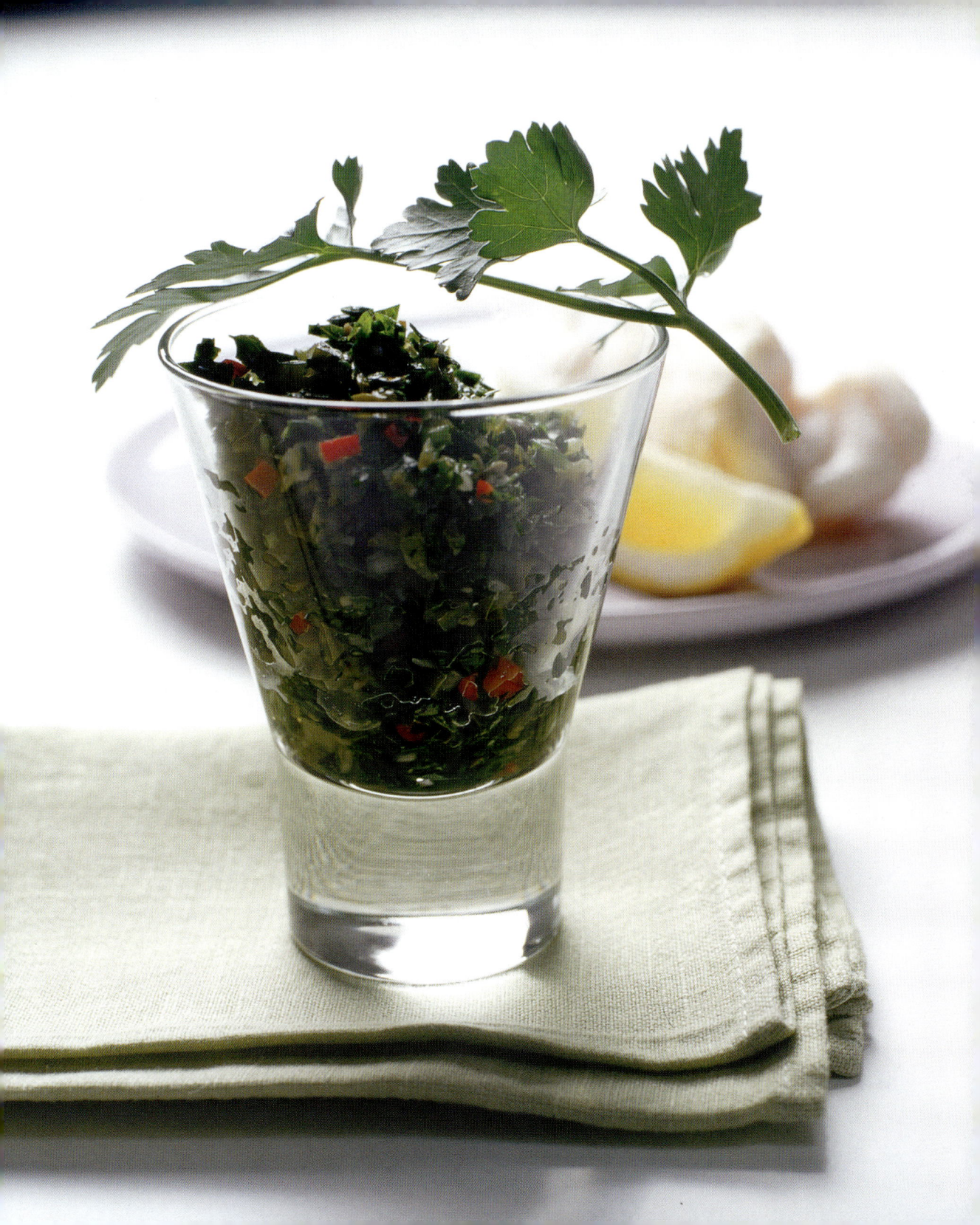

Fischgerichte

Fischfilets mit Crevetten und Limonensauce

300 g Fischfilets, längs halbiert
100 g geschälte Crevetten
Saft von 1 Limone

Limonensauce:
2 Schalotten, sehr fein gehackt
200 ml Weisswein (am besten Chablis)
50 ml Sauerrahm (Crème fraîche)
100 g Butter, sehr kalt
Salz, Pfeffer aus der Mühle

Die halbierten Fischfilets rund 2 Stunden vor der Verwendung mit Limonensaft beträufeln und zugedeckt im Kühlschrank ziehen lassen. Den so entstandenen Saft abgiessen und bereithalten.

Zuerst die Sauce zubereiten: Die fein gehackten Schalotten im Wein köcheln lassen, bis nur noch etwa 3 Esslöffel Saft übrig bleiben. Den Limonensaft vom Marinieren des Fischs beigeben, den Sauerrahm hinzufügen und die kalte Butter stückchenweise darunterziehen. Mit Salz und Pfeffer abschmecken, für einen schönen Schaum eventuell mit dem Mixstab aufmixen. Warm stellen.

Die Fischfilets über Dampf oder in einer beschichteten Bratpfanne rund 3 Minuten dämpfen. Die Crevetten ebenfalls kurz über Dampf oder in der Pfanne erwärmen. Salzen und pfeffern.

Die Fischfilets auf Tellern anrichten, die Crevetten darauflegen und mit der Limonensauce überziehen. Dazu Gemüse und feine Sojanudeln oder Wildreis servieren.

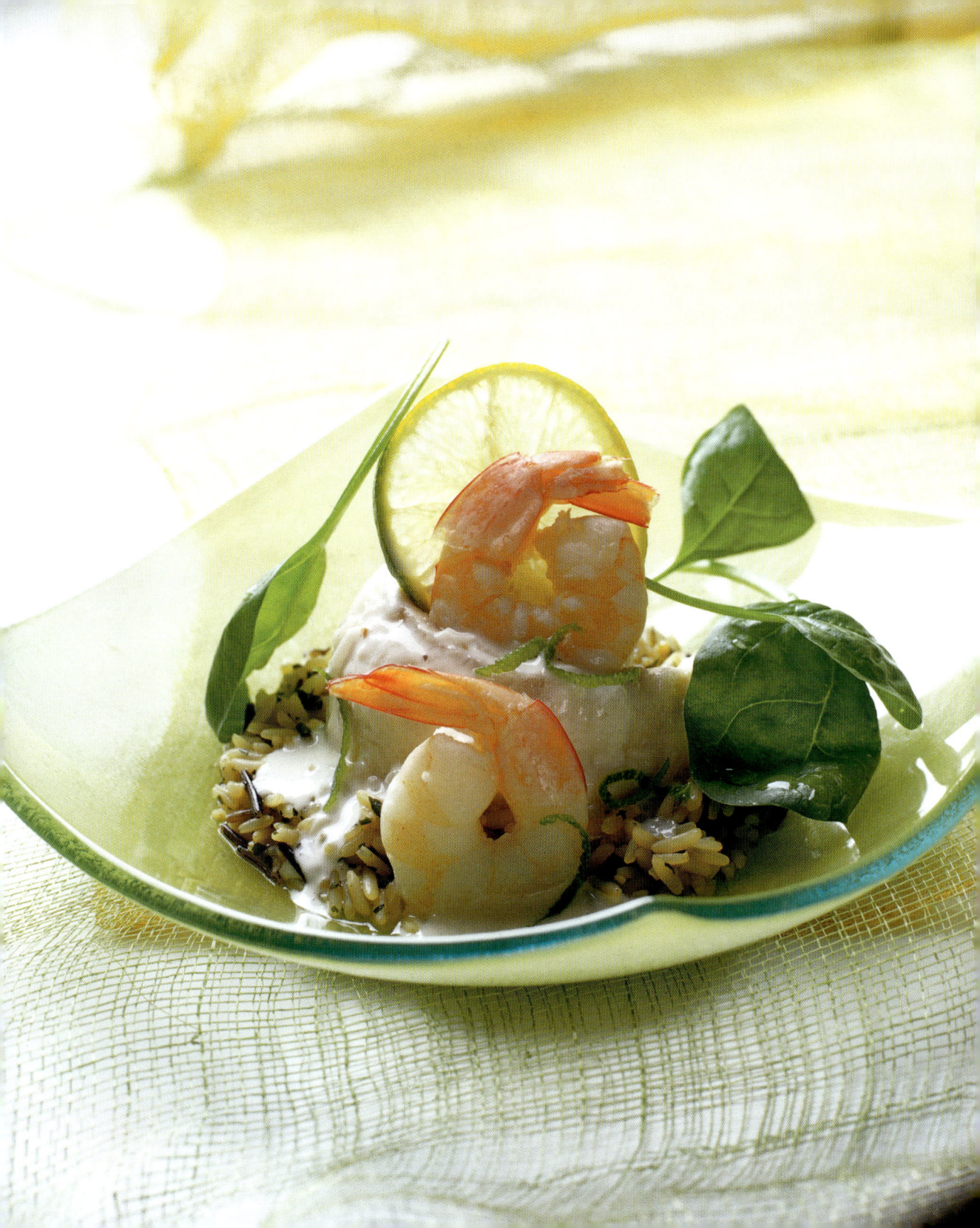

Fischgerichte

Gefüllte Fischfilets auf Lattich

300–400 g Fischfilets, gewaschen, trockengetupft
Salz, Pfeffer aus der Mühle
50 g Spinat, gewaschen, blanchiert, auf Haushaltpapier abgetropft
100 g Lachs, in 1 cm dicke Streifen geschnitten
1 EL Butter
1 Schalotte, fein gehackt
1 kleine Knoblauchzehe, gepresst
200 ml trockener Weisswein

1–2 Lattichköpfe, grob geschnitten
150 ml Doppelrahm oder Crème fraîche (Sauerrahm)
1 Msp. Safranpulver
1 kleine Tomate, gehäutet, entkernt, klein gewürfelt
Salz, Pfeffer aus der Mühle
ein paar Kerbelblättchen und Safranfäden als Garnitur

Den Backofen auf 220 Grad vorheizen.
Eine Gratinform ausbuttern.
Die Fischfilets leicht salzen und pfeffern, mit den Spinatblättern belegen. Die Lachsstreifen auf die breitere Seite der Filets legen und diese ganz satt einrollen. Mit einem Zahnstocher fixieren.
Die Butter in einem Pfännchen erhitzen, Schalotte und Knoblauch darin auf kleinem Feuer weich dämpfen. In die vorbereitete Gratinform geben. Die Fischröllchen aufrecht hineinstellen und oben leicht eindrücken, den Weisswein angiessen und die Röllchen im vorgeheizten Ofen 8 Minuten dämpfen. Herausnehmen, die Flüssigkeit in eine weite Saucenpfanne giessen, die Röllchen quer halbieren und in die Gratinform zurückgeben. Zugedeckt im ausgeschalteten Ofen noch etwa 10 Minuten ruhen lassen.
In der Zwischenzeit den Lattich über Dampf in etwa 3 Minuten knackig garen.
Die abgegossene Flüssigkeit vom Garen der Fischröllchen bis auf wenige Esslöffel einkochen. Doppelrahm oder Crème fraîche, Safranpulver und Tomatenwürfel dazugeben, salzen und pfeffern.
Den Lattich längs auf die Teller (oder auf eine grosse Platte) legen, leicht salzen und mit den Fischröllchen belegen. Mit der Sauce begiessen und mit Kerbelblättchen und Safranfäden garnieren.

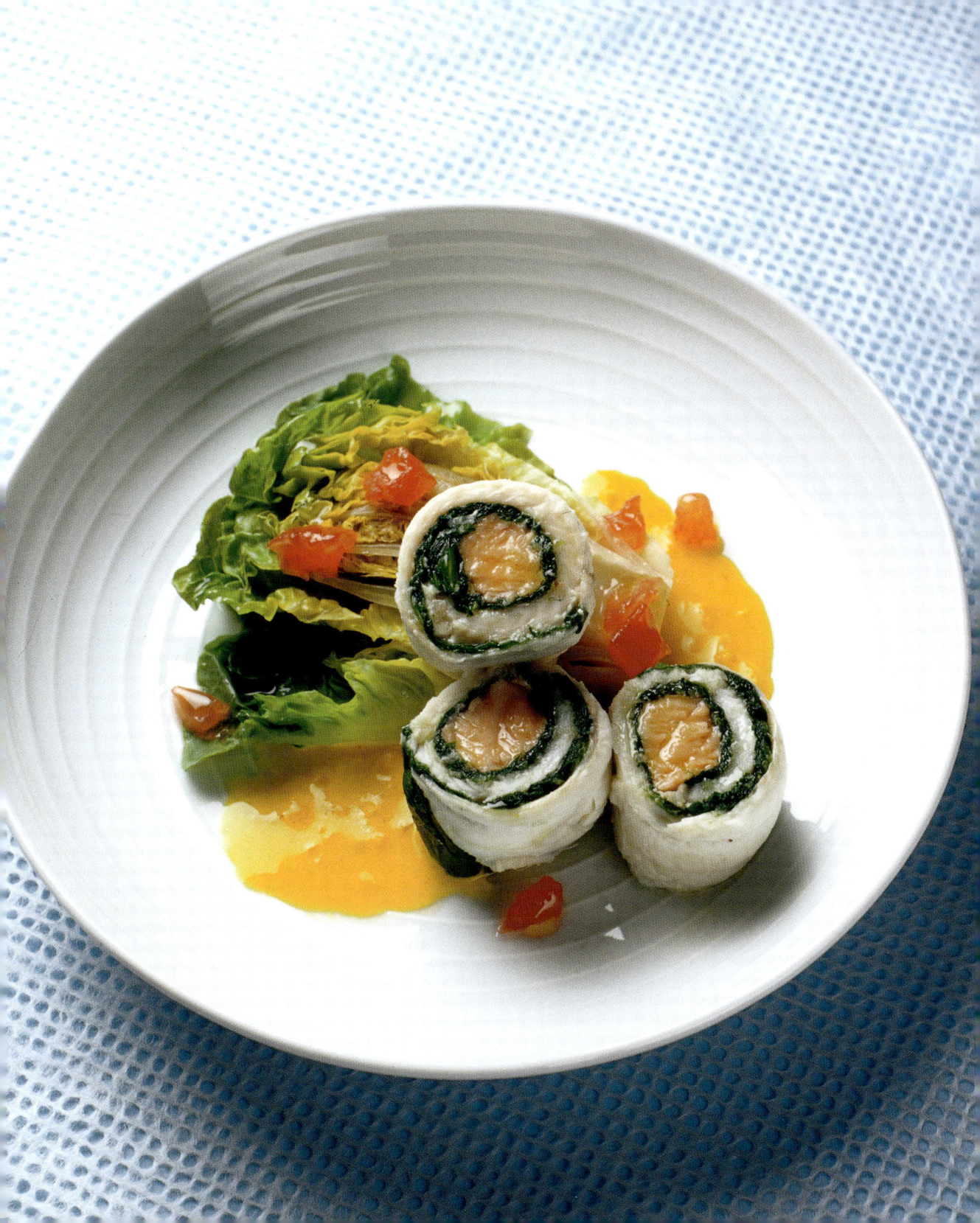

Fischgerichte

Chicoréegratin mit Rauchlachs

4 Stangen Chicorée
4 Scheiben Rauchlachs

Sauce:
200 ml Rahm (oder 200 ml leichte Béchamelsauce)
2 EL Tomatenpüree
Salz, Pfeffer aus der Mühle
wenig geriebener Käse

Den Backofen auf 200 Grad vorheizen. Die ganzen Chicoréestangen über Dampf knapp weich garen. Auf Haushaltpapier gut abtropfen lassen. Dann längs halbieren und in eine gebutterte Gratinform legen. Den Rauchlachs in kleine Stücke schneiden und zwischen die Chicoréeblätter stecken. Den Rahm oder die Béchamelsauce mit dem Tomatenpüree gut verrühren.
Mit Salz und Pfeffer abschmecken. Über den Chicorée giessen und mit geriebenem Käse bestreuen. Im Ofen 20 Minuten gratinieren.

Lauwarmer Fischsalat mit grüner Sauce

2 Scampi oder Riesencrevetten, bis auf das Schwanzstück geschält
je 100 g Lachs-, Seeteufel- und Steinbuttfilet, in grosse Scheiben geschnitten
diverse Blattsalate

Sauce:
50 g Brunnen- oder Gartenkresse
1 Bund Petersilie
1 Eigelb
1 EL Sherryessig
1 TL Dijonsenf
100 ml Traubenkern- oder Nussöl

Für die Sauce Kresse und Petersilie im Cutter fein pürieren. Das Püree mit dem Rücken eines Suppenlöffels durch ein Teesieb drücken und dabei den Saft auffangen. Dies sollte knapp 100 ml Saft ergeben.
Den Kresse-Petersilien-Saft mit allen übrigen Saucenzutaten im Mixer mixen.
Die Fischfilets und die Scampi über Dampf etwa 3 Minuten garen.
Die Teller mit Salaten schön auslegen, Fisch und Scampi darauf anrichten und alles mit der Sauce beträufeln.

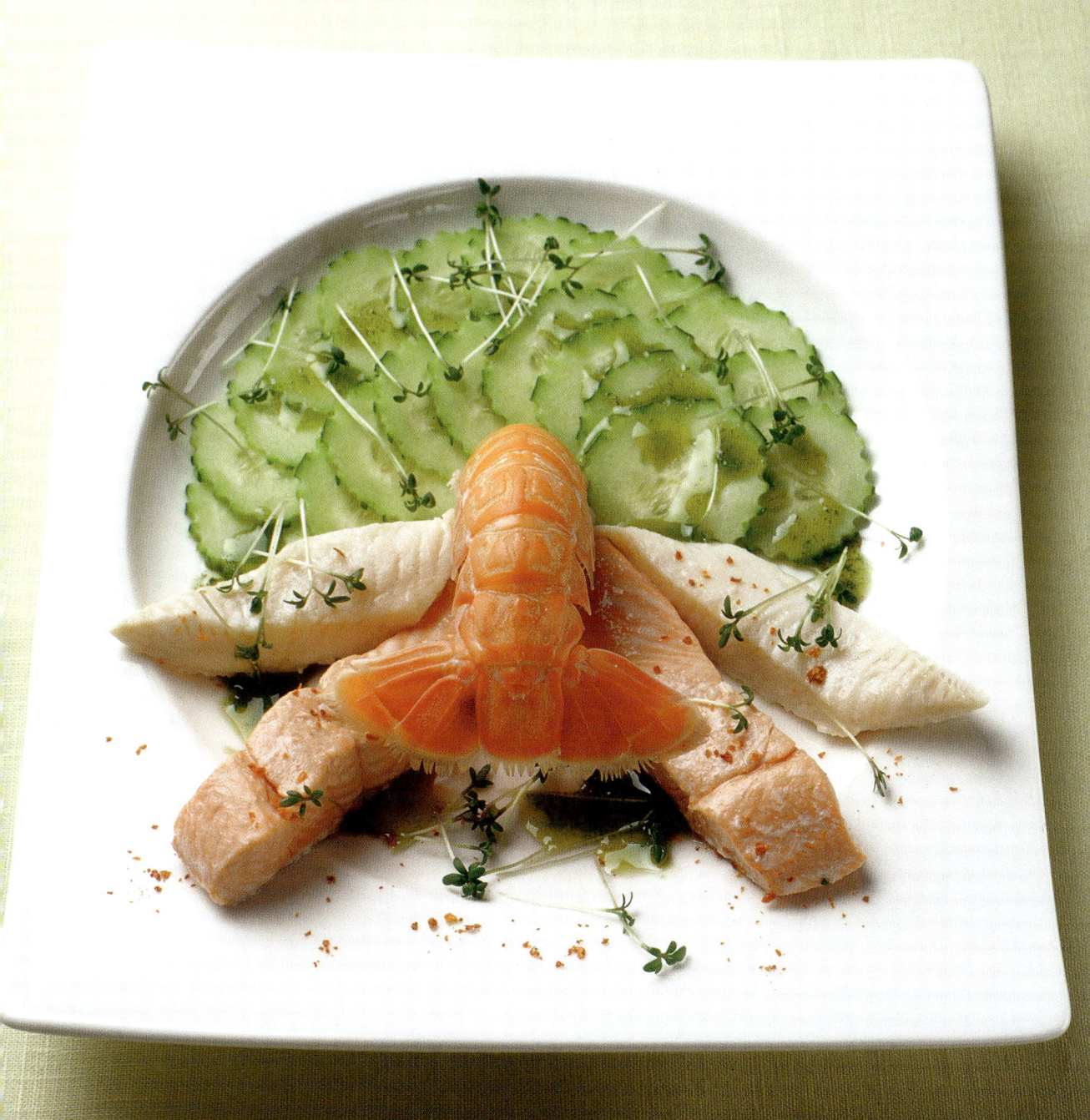

Fischgerichte

Fischtatar

200 g Fischfilets (von Meeresfischen)
4 EL kalt gepresstes Olivenöl
2 EL Zitronensaft
1 Schalotte, sehr fein gehackt
Salz, Pfeffer aus der Mühle
2 Bund Petersilie, sehr fein gehackt
Blattsalat nach Belieben
½ rote Peperoni (Paprika), sehr klein gewürfelt
Salatsauce aus Balsamicoessig, Olivenöl, Salz und Pfeffer angerührt

Die Fischfilets in feine Streifen schneiden, dann mit einem grossen Messer durchhacken, bis ein feines Mus entstanden ist. Olivenöl, Zitronensaft und die gehackte Schalotte beifügen und mit Salz und Pfeffer gut abschmecken.
Die gehackte Petersilie auf einen Teller geben. Aus dem Fischtatar kleine Kugeln formen und in der Petersilie wenden.
Die Teller mit Salatblättern auslegen, die Fischbällchen darauf anrichten und mit den Peperoniwürfeln bestreuen. Den Salat mit Salatsauce beträufeln.

Fischröllchenspiesse

2 Knoblauchzehen
3 EL Kapern, gewaschen, abgetropft
2-4 Seezungenfilets
Salz, Pfeffer aus der Mühle
2 Zitronen, in Scheiben geschnitten
2-3 Tomaten, in Scheiben geschnitten
Petersilienblättchen als Garnitur

Den Backofengrill vorheizen.
Knoblauch und Kapern im Cutter pürieren und die Solefilets damit bestreichen. Salzen und pfeffern. Die Fischfilets einrollen und abwechslungsweise mit Zitronen- und Tomatenscheiben auf Bambusspiesschen stecken. Sehr grosse Fischfiletröllchen halbieren.
Die Fischspiesschen auf ein mit Alufolie belegtes Blech legen und unter dem Grill auf jeder Seite etwa 2 Minuten grillieren. Zum Servieren mit Petersilienblättchen garnieren.

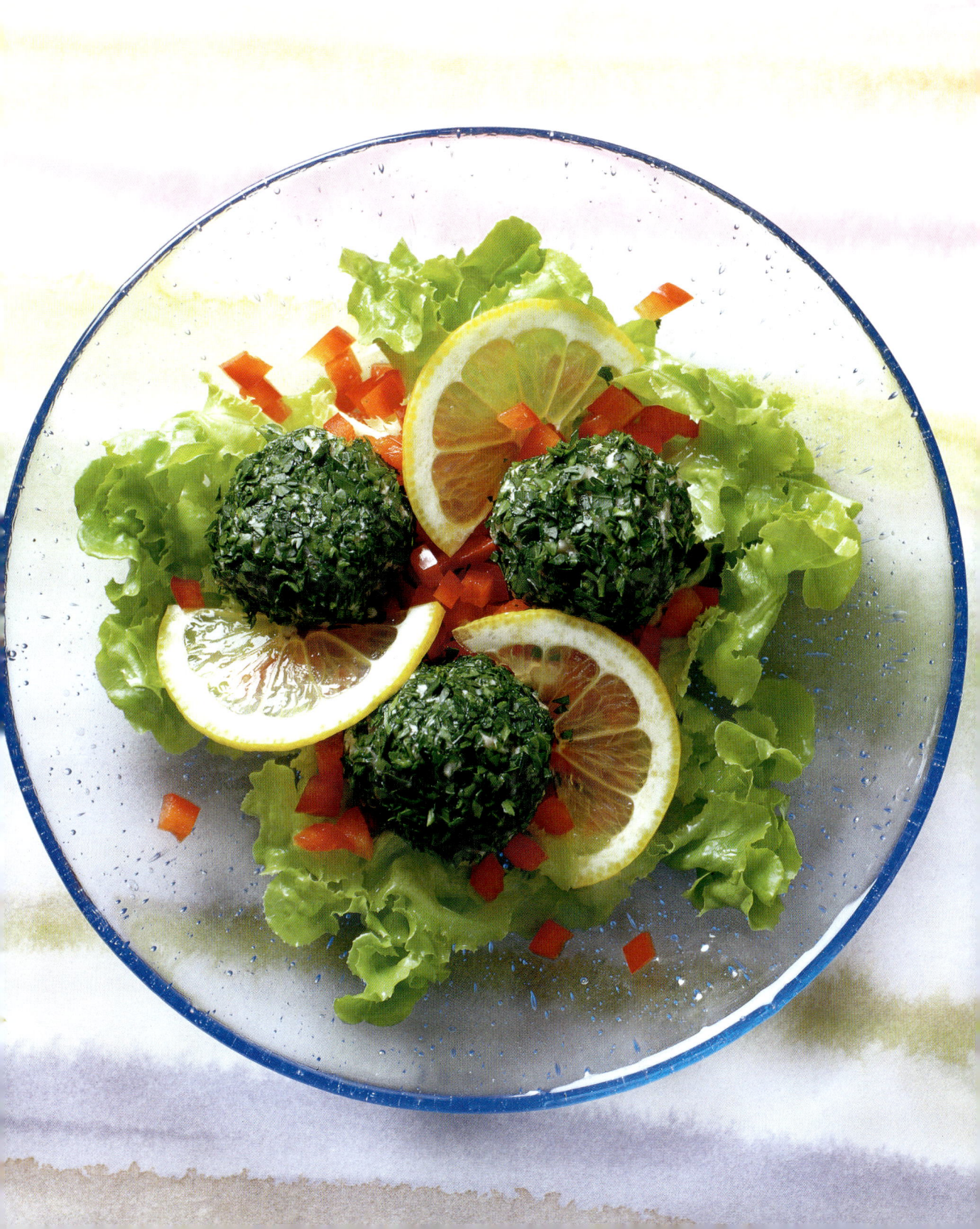

Fischgerichte

Riesencrevetten mit Kräutermarinade

8–10 Riesencrevetten oder Scampi, bis auf das Schwanzstück geschält
4 EL Noilly Prat (trockener Wermut) oder Martini extra dry

Marinade:
4 EL Olivenöl
1 EL Vollrohrzucker
1 EL Worcestersauce
3 TL Provencekräuter-Mischung
1 grosse Knoblauchzehe, gepresst
1 TL Salz
1 TL Tabasco oder Sambal Oelek
2 Lorbeerblätter
schwarzer Pfeffer aus der Mühle

Die Crevetten dem Rücken entlang einschneiden und den dunklen Darmfaden entfernen.
Alle Zutaten zur Kräutermarinade wenn möglich bereits am Vortag mischen und ziehen lassen. Dann die Lorbeerblätter entfernen. Die Marinade in einer Bratpfanne erwärmen, die Crevetten hineingeben und gut durchmischen. Auf kleinem Feuer ziehen lassen, bis die Crevettenschwänze eine rote Farbe angenommen haben. Den Noilly Prat oder Martini darübergiessen und nochmals gut durchwärmen.
Die Crevetten auf Tellern anrichten und mit der heissen Marinade begiessen.
Dazu passen sehr gut Soja-Vollkornnudeln oder Vollreis und – nicht vergessen – Gemüse.

Fisch auf Gemüsebett

*400 g Fischtranchen oder Fischfilets
(z.B. Seelachs, Kabeljau, Steinbutt, Sole,
Flunder), gewaschen und trockengetupft*

*3 EL Olivenöl oder Rapsöl
600 g Fenchel, halbiert und längs
in schmale Schnitze geschnitten
200 g Zwiebeln, in Streifen geschnitten
2 Knoblauchzehen, gepresst
150 ml Weisswein oder Apfelwein
Salz
¼ rote Peperoni (Paprika),
ganz klein gewürfelt
Salz, Pfeffer aus der Mühle
evtl. gemahlener Koriander
etwas Fenchelkraut sowie Dill oder
Petersilie, gehackt
1 Zitrone, in Scheiben geschnitten*

Den Backofen auf 200 Grad vorheizen.
Eine Gratinform ausbuttern oder einölen.
In einer weiten Pfanne das Öl erhitzen
und die Fenchel- und Zwiebelstreifen darin
etwa 10 Minuten zugedeckt dämpfen.
Knoblauch und Weisswein dazugeben, leicht
salzen und nochmals kurz aufkochen.
Das Gemüse in die vorbereitete Gratinform
geben. Die Peperoniwürfelchen darüberstreuen.
Die Fischtranchen salzen und schön
angeordnet auf das Gemüse legen.
Mit Salz und Pfeffer, nach Belieben etwas
gemahlenem Koriander und den gehackten
Kräutern bestreuen und mit etwas Olivenöl
beträufeln. Auf jede Fischtranche
1 Zitronenscheibe legen.
Im vorgeheizten Ofen je nach Dicke der
Fischtranchen etwa 20 Minuten garen.

Gemüsegerichte

Bahmi goreng
Gebackene Nudeln mit Gemüse

100 g feine Nudeln
1 EL Rapsöl oder Kokosfett
1 Zwiebel, längs in Streifen geschnitten
1 Knoblauchzehe, grob gehackt
1 kleine Stange Lauch, längs halbiert, gewaschen und in ½ cm breite Streifen geschnitten
1 Karotte, in zündholzdünne Stäbchen geschnitten
¼ Chinakohl, in Streifen geschnitten
100 g Sojabohnensprossen, gewaschen
½ TL Sambal Oelek (Pfefferschoten-püree) oder 1 kleine rote Chilischote, entkernt und in Ringe geschnitten
1 TL Mah-Mee-Gewürzmischung oder Sojasauce
Salz
2 Eier

Die Nudeln in Salzwasser al dente kochen, abschütten und mit kaltem Wasser abspülen. Gut abtropfen lassen.
In einer grossen Bratpfanne oder im Wok Öl oder Fett erhitzen, Zwiebel, Knoblauch und Lauch darin anbraten. Dann das übrige Gemüse beifügen und kurz durchbraten; das Gemüse sollte noch knackig sein.
Die gekochten Nudeln beifügen und mit Sambal Oelek und Mah-Mee-Gewürzmischung oder Sojasauce und Salz abschmecken.
Die Eier zu Spiegeleiern braten und zu den gebackenen Nudeln servieren.

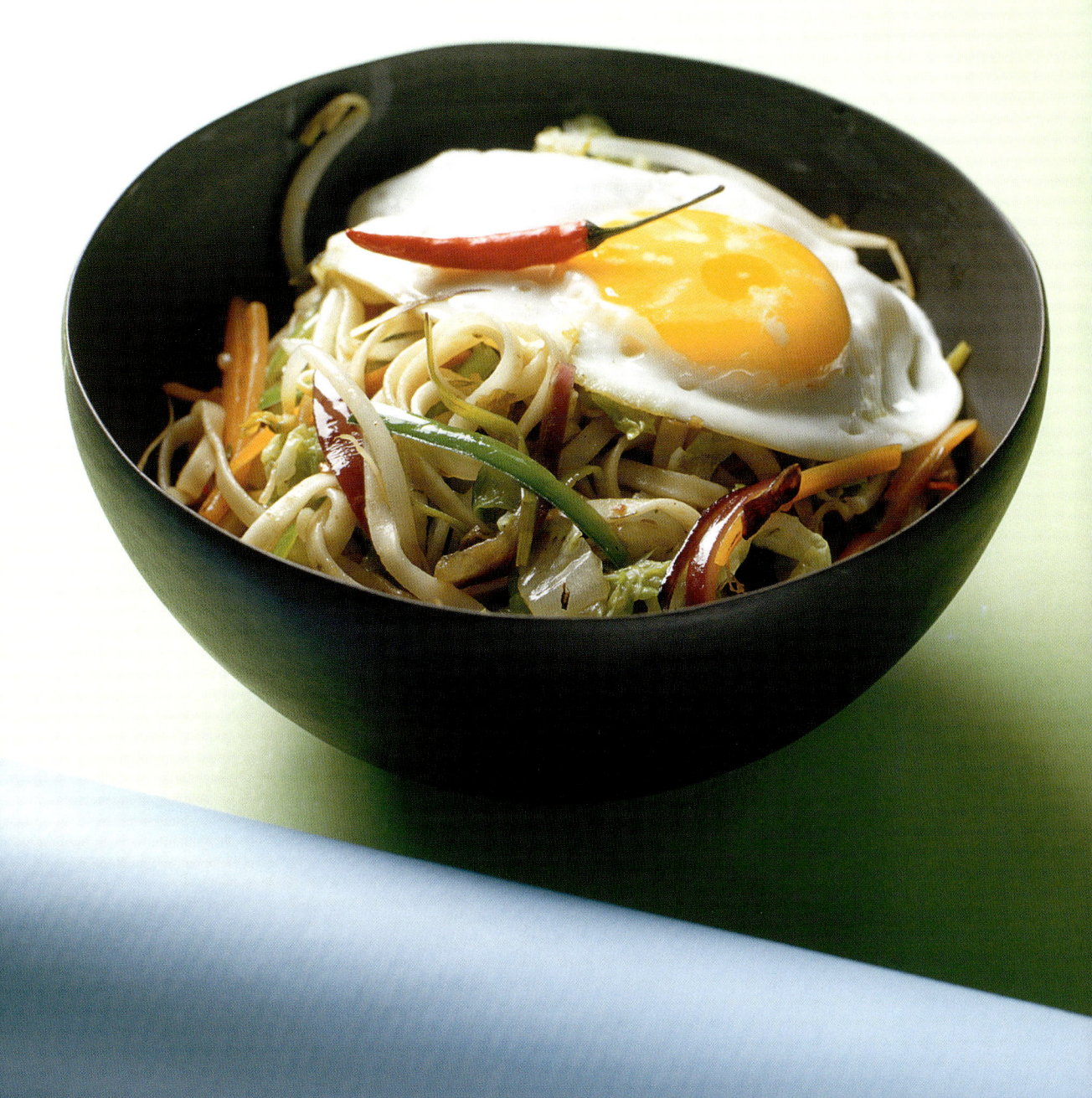

Gebackene Peperoni mit Käsefüllung

2–4 rote oder gelbe Peperoni (Paprika)
2 EL Olivenöl
1 kleine Zwiebel, sehr fein gehackt
2 EL Petersilie, fein gehackt
1 Knoblauchzehe, fein gehackt
½ TL getrockneter Oregano
1 kleine Zucchini, grob gerieben
200 g Ricotta
100 g Ziegenkäse oder Schafskäse, gerieben
2 EL geriebener Parmesan
1 EL Paniermehl
1 Ei
Salz, Pfeffer aus der Mühle

Den Backofen auf 180 Grad vorheizen. Eine Gratinform gut einölen.
Von jeder Peperoni einen Deckel abschneiden, die Kerne und die weissen Häutchen entfernen.
1 Esslöffel Olivenöl in einer Pfanne erhitzen und darin Zwiebel, Petersilie, Knoblauch, Oregano und die Zucchini bei mittlerer Hitze etwa 5 Minuten braten. Die Flüssigkeit von den Zucchini sollte dann verdampft sein.
Die drei Käsesorten mit dem Paniermehl und dem Ei gut vermischen und mit Salz und Pfeffer abschmecken. Unter die Zucchinimasse mischen.
Die Füllung in die Peperoni verteilen, diese zudecken und im vorgeheizten Ofen 45 Minuten bis 1 Stunde backen. Falls Saft ausgetreten ist, diesen zuletzt über die Peperoni träufeln.

Spaghetti mit Broccoli und Sardellen-Knoblauch-Sauce

120 g Vollkornspaghetti
400 g Broccoli, in kleine Röschen zerteilt
¼ gelbe Peperoni (Paprika), in kleine Rauten geschnitten

Sauce:
2 EL Olivenöl
2 Knoblauchzehen, fein gehackt
2 EL Rosinen, gewaschen
½ kleiner Peperoncino, fein gehackt (oder wenig Sambal Oelek)
4 Sardellenfilets, gut abgespült

2 EL Pinienkerne, trocken geröstet

Die Spaghetti al dente kochen, abgiessen und warm stellen.
Die Broccoliröschen zusammen mit den Peperonirauten über Dampf knackig-weich kochen.
Für die Sauce in einer grossen Pfanne das Olivenöl erhitzen, Knoblauch, Rosinen, Peperoncino und Sardellenfilets beigeben und langsam braten.
Zum Anrichten die Spaghetti auf 2 Tellern anrichten, die Broccoli darüber verteilen und die Sauce darübergiessen. Zuletzt mit den Pinienkernen bestreuen.

Tipp:
Statt Spaghetti eignet sich auch jede andere Art Teigwaren.

Gemüsegerichte

Gemüseteller mit Boursin-Thun-Sauce

1 kg Gemüse (z.B. Zucchetti, grüne Bohnen, Karotten), in lange Streifen geschnitten

Sauce:
1 kleine Dose Thunfisch, abgetropft
ca. 150 g Kräuterfrischkäse (Boursin)
100 ml Sauermilch oder Joghurt, möglichst fettarm
Salz, Pfeffer aus der Mühle

nach Belieben 1 EL Kapern

Das Gemüse über Dampf knackig-weich garen oder weich dünsten.
Alle Zutaten zur Sauce im Mixer zu einer weichen, samtigen Sauce pürieren.
Mit Salz und Pfeffer abschmecken.
Das Gemüse auf einer Platte oder auf Tellern hübsch anrichten und mit der Sauce überziehen. Die Kapern am Schluss darüberstreuen.

Tipp:
Von der Sauce werden Sie nur ungefähr die Hälfte brauchen. Die andere Hälfte lässt sich sehr gut im Kühlschrank ein paar Tage aufbewahren und anderweitig verwenden, zum Beispiel zu Steaks, Lammkoteletts, feinen Kalbsschnitzelchen oder auch zu Vollkornteigwaren.

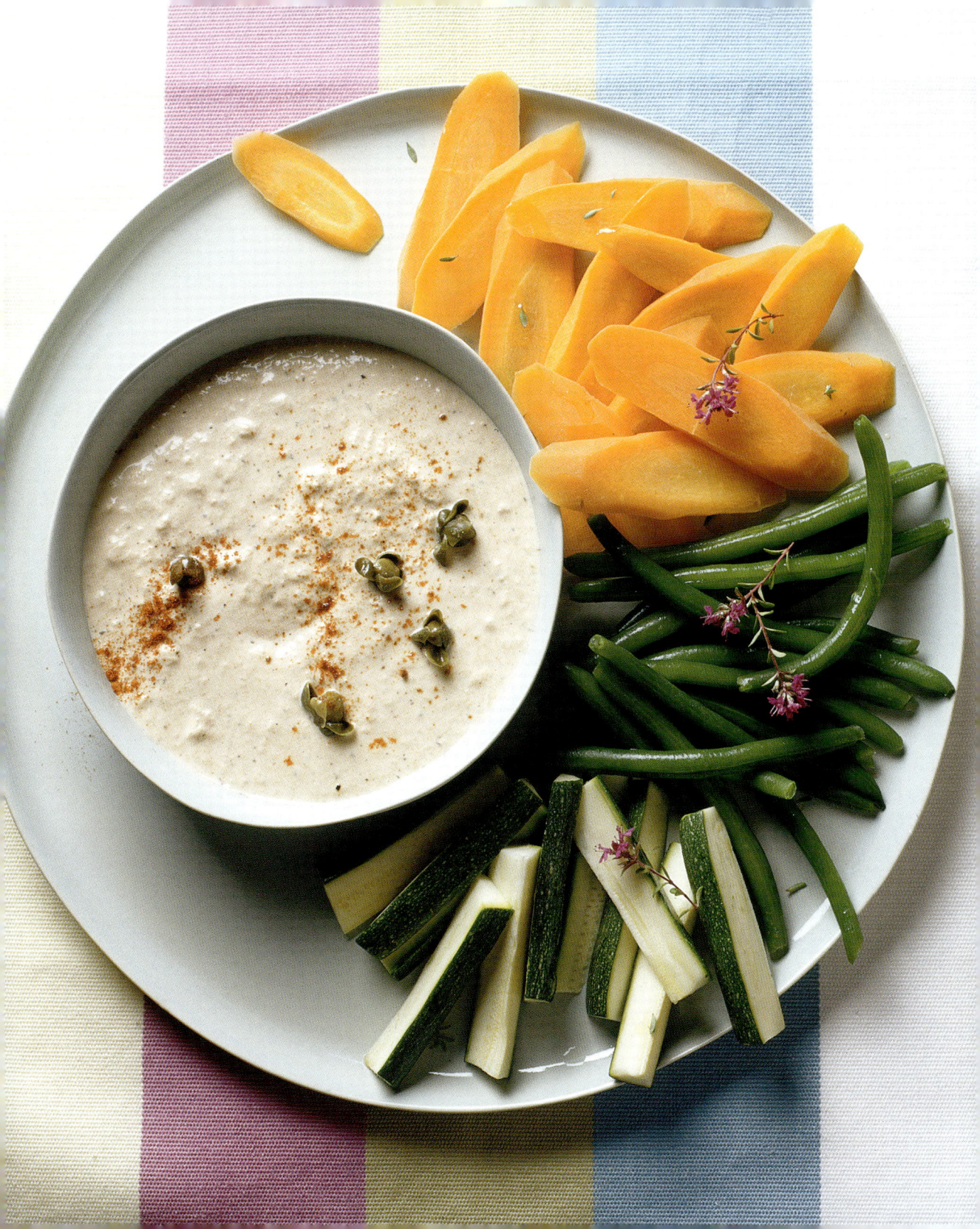

Gemüsegerichte

Kohlrabi mit Morchelfüllung

2 Kohlrabi
10 g getrocknete Morcheln, in 150 ml Rotwein eingeweicht
1 EL Rapsöl
1 Schalotte, sehr fein gehackt
½ TL Maisstärke (Maizena)
100 ml Doppelrahm oder Crème fraîche
½ Bund Petersilie oder Schnittlauch, fein gehackt
nach Belieben 1 EL Noilly Prat (trockener Wermut) oder Portwein
Salz, Pfeffer aus der Mühle

Die Kohlrabi grosszügig schälen, quer halbieren und mit einem Apfelausstecher aushöhlen. Über Dampf knackig garen. (Das ausgelöste Kohlrabifleisch nach Belieben für eine Suppe verwenden.)
Die Morcheln abgiessen, dabei den Rotwein auffangen und durch ein Kaffeesieb giessen. Die Morcheln längs halbieren und kurz unter fliessendem Wasser spülen. Die Schalotte im heissen Öl weich dünsten, die Morcheln beigeben und kurz mitdünsten, dann mit dem Rotwein ablöschen und zugedeckt 10 Minuten leise köcheln lassen. Etwas von der Saucenflüssigkeit abschöpfen und die Maisstärke darin auflösen, dann wieder zurück in die Sauce geben. Doppelrahm, Kräuter und Noilly Prat oder Portwein beifügen und mit Salz und Pfeffer abschmecken.
Die Kohlrabi mit den Morcheln füllen, auf Teller geben und mit dem Rest der Morchelsauce umgiessen.

Fagioli alla Margherita
Grüne und weisse Bohnen

200 g weisse Bohnen, über Nacht eingeweicht
400 g frische grüne Bohnen, geputzt, in 5 cm lange Stücke geschnitten
2 Salbeiblätter
1 Knoblauchzehe
2 TL Olivenöl
2 EL Balsamicoessig
1 EL Olivenöl
1 Schalotte oder kleine Zwiebel, fein gehackt
½ Knoblauchzehe, fein gehackt oder gepresst

Das Einweichwasser von den Bohnen abschütten. Die Bohnen im Dampfkochtopf, mit 2 cm Wasser bedeckt, weich kochen; dies dauert etwa 10 Minuten.
In der Zwischenzeit die grünen Bohnen über Dampf garen.
Ein Viertel der gekochten weissen Bohnen zusammen mit 8 Esslöffeln Kochflüssigkeit, den Salbeiblättern, dem Knoblauch, Olivenöl und Balsamicoessig im Mixer pürieren. Mit Salz und Pfeffer abschmecken.
Das Olivenöl in einer Bratpfanne erhitzen, die gehackte Schalotte und den Knoblauch beigeben und kurz dünsten. Dann die weissen und grünen Bohnen beigeben und erhitzen. Auf einer Platte anrichten und mit der Sauce übergiessen.

Gemüsegerichte

Fenchel-Tomaten-Gratin

2 Fenchelknollen, in 1 cm dicke Scheiben geschnitten

Béchamelsauce:
1 EL Butter
1 TL Mehl (möglichst Vollkornmehl)
100 ml Milch
Salz, Pfeffer aus der Mühle, Muskatnuss

2 Tomaten, in Scheiben geschnitten
Zitronensaft
½ Bund Basilikum, in Streifen geschnitten
3 EL Greyerzer, gerieben

Den Backofen auf 200 Grad vorheizen. Eine Gratinform ausbuttern.
Den Fenchel in ganz wenig Wasser (ca. 150 ml) weich kochen. Herausheben und das Kochwasser bereithalten.
Für die Béchamelsauce die Butter in einer kleinen Pfanne erhitzen, das Mehl hinzufügen, gut mit dem Schwingbesen verrühren und kurz dünsten, dann mit dem Fenchelkochwasser ablöschen. Die Milch hinzufügen und zu einer sämigen Sauce einkochen lassen. Mit Salz, Pfeffer und Muskatnuss kräftig abschmecken.
Die Fenchelscheiben ziegelförmig, mit jeweils einer Tomatenscheibe dazwischen, in die vorbereitete Gratinform füllen. Mit Zitronensaft beträufeln, mit den Basilikumstreifen (und evtl. gehacktem Fenchelkraut) bestreuen, dann die Béchamelsauce darübergeben und mit dem geriebenen Käse bestreuen. Im vorgeheizten Ofen etwa 20 Minuten gratinieren.

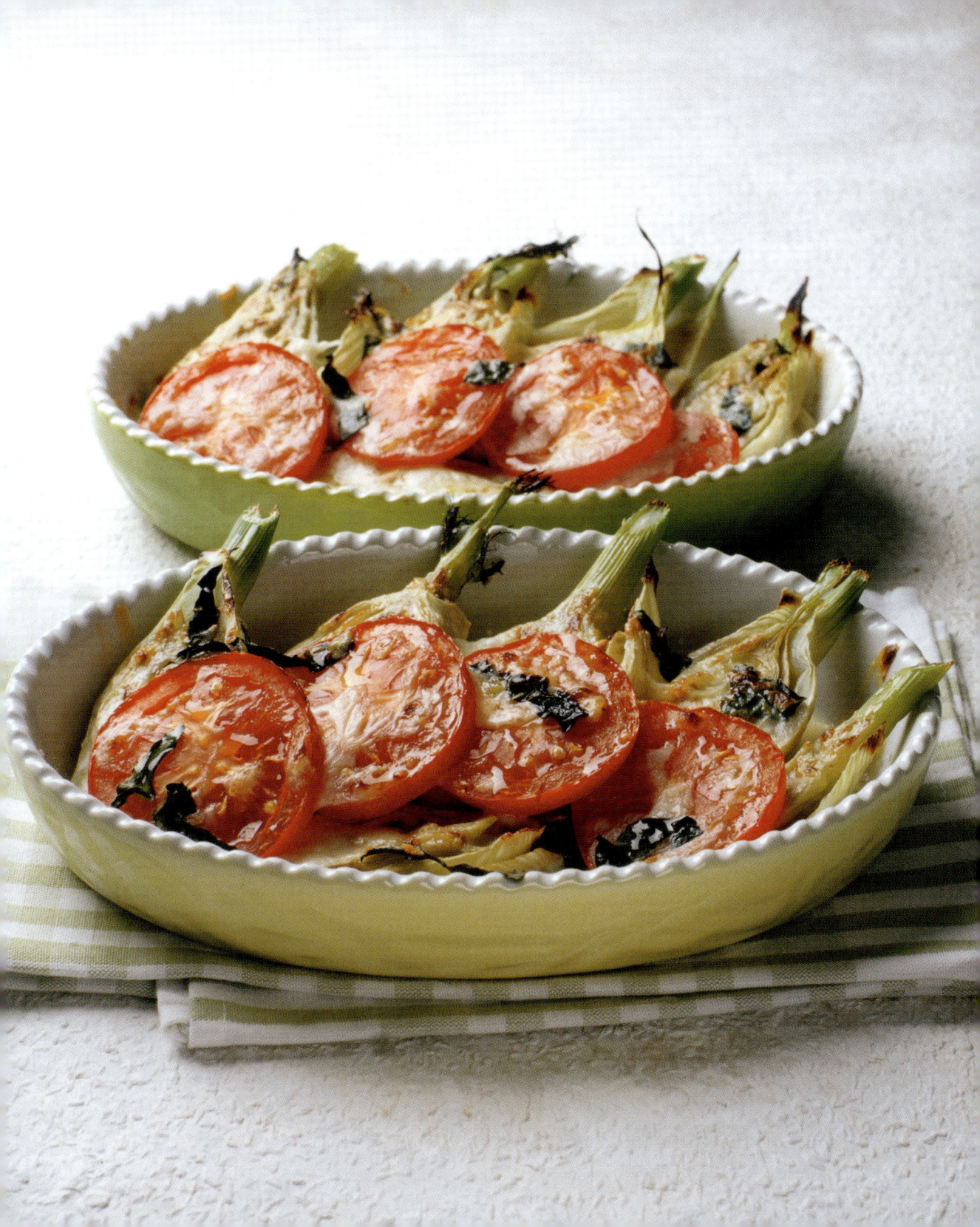

Gemüsegerichte

Wintergemüse an Gemüserahm

*600 g Wintergemüse
(z.B. Karotten, Schwarzwurzeln,
Fenchel, Rosenkohl, Wirz/Wirsing)
1 EL Butter oder Rapsöl
100 ml Gemüsebouillon
100 ml Vollrahm
Salz, Pfeffer aus der Mühle,
gemahlener Koriander
1 EL gehackte Petersilie*

Das Gemüse in Stäbchen schneiden
und über Dampf weich kochen.
Von jeder Gemüsesorte 1 Esslöffel
in den Mixer geben und zusammen mit
der Gemüsebouillon und dem Rahm
mixen.
Die Sauce mit dem Gemüse in eine
grosse Pfanne geben, gut mischen,
mit Salz, Pfeffer und etwas
gemahlenem Koriander abschmecken
und nochmals aufkochen.
Auf die Teller geben und mit der
gehackten Petersilie bestreuen.

Spaghetti mit Ziegenkäse und Rucola

*120 g Vollkornspaghetti
1 Zwiebel, in dünne Streifen geschnitten
2 Knoblauchzehen, in feine
Scheibchen geschnitten
50 g Baumnüsse, grob gehackt
2 EL Olivenöl
100 g milder Ziegenkäse
2 Bund Rucola, Stengel entfernt,
Blätter fein gehackt
50 g Parmesan, gerieben
½ Bund Basilikum oder Petersilie,
fein gehackt
Salz und Pfeffer aus der Mühle*

Die Spaghetti al dente kochen, abgiessen,
¼ Tasse Kochwasser zurückbehalten
und beiseite stellen.
Zwiebel, Knoblauch und Baumnüsse im
Olivenöl goldbraun braten. In einer grossen
Pfanne das beiseite gestellte Kochwasser
erwärmen, den Ziegenkäse darin schmelzen
lassen. Die Spaghetti und die Nussmischung
beifügen, dann Rucola, Parmesan und die
Kräuter darunterziehen und alles gut mischen.
Mit Salz und Pfeffer abschmecken.

Gebackene Auberginen mit Knoblauch

2 lange, dünne Auberginen, in 2 cm dicke Scheiben geschnitten
4–6 Knoblauchzehen, geschält, längs in Stifte geschnitten
2 EL Olivenöl
Salz, schwarzer Pfeffer aus der Mühle
½ Bund glatte Petersilie, in Blättchen gezupft

Den Backofen auf 180 Grad vorheizen. Ein Backblech mit Alufolie belegen und diese mit Olivenöl bepinseln.
Die Auberginenscheiben in einer Lage auf das vorbereitete Blech legen. In jede Auberginenscheibe 2 Knoblauchstifte stecken. Die Auberginenscheiben mit Olivenöl bepinseln, salzen und pfeffern. 25–30 Minuten im vorgeheizten Ofen backen.
Mit der Petersilie bestreut servieren.

Gemüse und Kartoffeln aus dem Römertopf mit Aïoli

600 g gemischtes Gemüse, in grosse Stücke geschnitten
2 Tomaten, geviertelt
400 g neue Kartoffeln, gebürstet und halbiert
Salz, Pfeffer aus der Mühle
1 Rosmarinzweig
1 Thymianzweig
2 Salbeiblätter
3 EL Olivenöl

Aïoli (Knoblauchmayonnaise):
1 Knoblauchzehe, gepresst
1 Eigelb
1 TL Senf
1 EL Weisswein oder Zitronensaft
50 ml Rapsöl
50 ml kaltgepresstes Olivenöl

Den Römertopf nach Vorschrift wässern. Das vorbereitete Gemüse und die Kartoffeln hineingeben, kräftig salzen und pfeffern und gut durchmischen. Die Kräuterzweige zwischen das Gemüse stecken. Alles mit dem Olivenöl beträufeln.
Den Römertopf in den kalten Ofen stellen, auf 200 Grad heizen und 90 Minuten schmoren lassen.
Für das Aïoli Knoblauch, Eigelb, Senf und Weisswein oder Zitronensaft vermischen, dann tropfenweise das Rapsöl und anschliessend das Olivenöl einrühren, bis eine dicke Mayonnaise entstanden ist. Salzen und pfeffern.

Gemüsegerichte

Auberginen alla parmigiana

600 g Auberginen, in Scheiben geschnitten
Olivenöl
1 Mozzarella, in Scheiben dazwischen
2 Tomaten, entkernt und gewürfelt, oder
250 g gehackte Pelati
1–2 Knoblauchzehen, fein gehackt
½ Bund Basilikum oder Oregano, fein geschnitten
Salz, schwarzer Pfeffer aus der Mühle
50 g geriebener Parmesan oder Greyerzer

Den Backofen auf 180 Grad vorheizen.
Eine Gratinform mit Olivenöl einfetten.
Die Auberginenscheiben auf beiden Seiten mit Olivenöl bepinseln und in einer Grillpfanne auf beiden Seiten braten. Leicht salzen. Ziegelförmig, mit Mozzarellascheiben dazwischen, in die vorbereitete Gratinform schichten.
Die Tomatenwürfel, den Knoblauch sowie Basilikum oder Oregano darüberstreuen und mit Salz und Pfeffer würzen.
Mit dem geriebenen Käse bestreuen und zuletzt noch mit etwas Olivenöl beträufeln (bei Verwendung von Greyerzer ist dies allerdings nicht nötig). Die Auberginen im vorgeheizten Ofen 15–20 Minuten gratinieren.

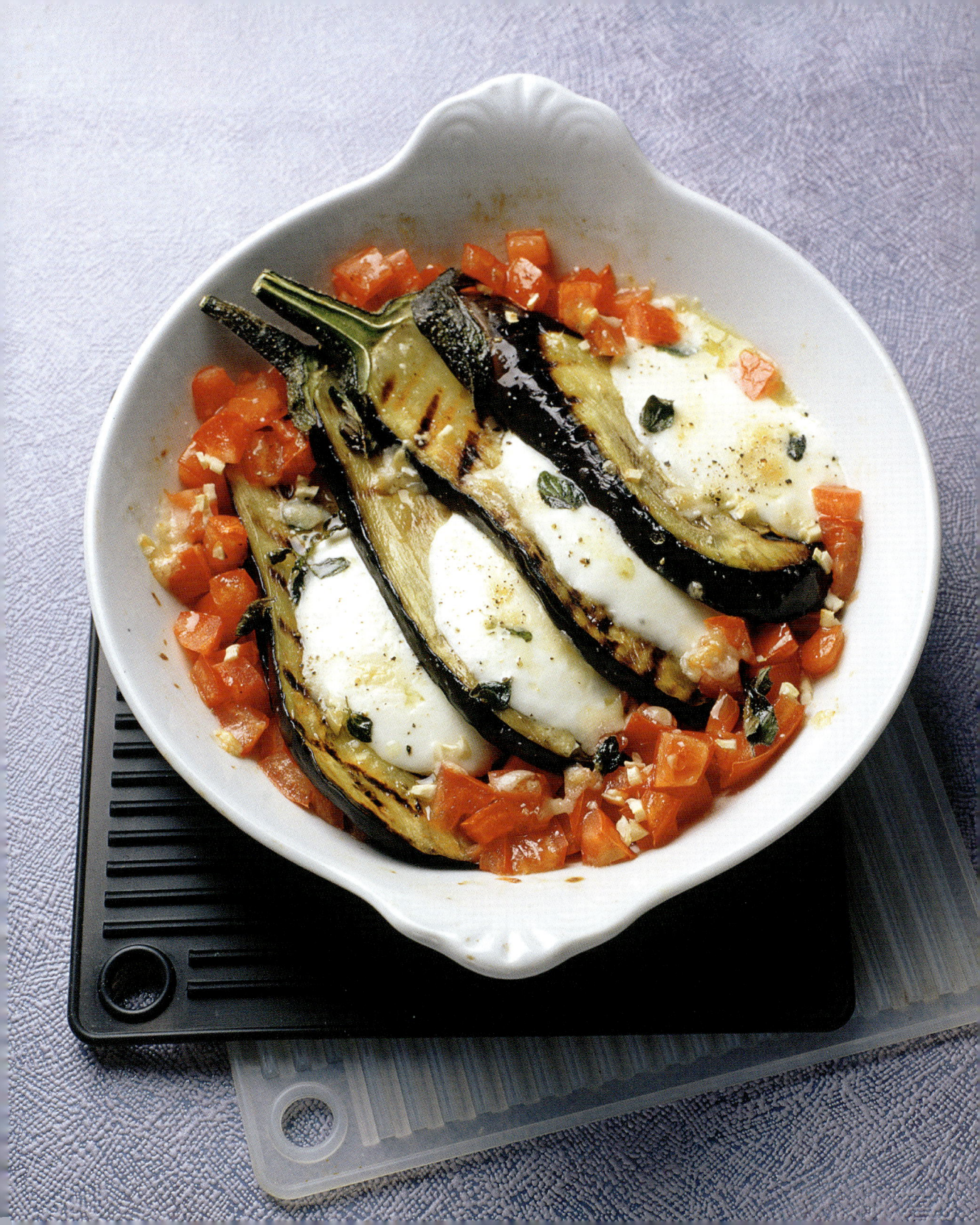

Gemüsegerichte

Gemüsecurry mit roten Bohnen

100 g rote Kidneybohnen, über Nacht eingeweicht, oder 200 g Kidneybohnen aus der Dose
1 EL Rapsöl oder Kokosfett
2 Frühlingszwiebeln, weisser und hellgrüner Teil in Ringe geschnitten, die Röhrchen in Streifen geschnitten und als Garnitur beiseite gelegt
1 Stange Staudensellerie, klein geschnitten
1 grüne Peperoni (Paprika), klein gewürfelt
½ TL Currypulver
½ TL Kreuzkümmelpulver (oder 1 TL Currypulver)
300 g Tomaten, geviertelt
Salz, Pfeffer aus der Mühle
nach Belieben ½ Bund frischer Koriander

Die eingeweichten Kidneybohnen abschütten und in reichlich frischem Wasser weich kochen; am einfachsten 15 Minuten im Dampfkochtopf. Bohnen aus der Dose nur abschütten, spülen und abtropfen lassen.
Das Öl oder Fett erhitzen und darin Frühlingszwiebeln, Stangensellerie und Peperoni, mit dem Currypulver und dem Kreuzkümmelpulver bestreut, kurz braten, dann mit etwa 100 ml Wasser ablöschen und auf kleinem Feuer weitere rund 10 Minuten köcheln lassen.
Die Tomaten und die Kidneybohnen beifügen und weitere 5 Minuten köcheln lassen. Pikant mit Salz und Pfeffer abschmecken. Nach Belieben mit gehacktem frischem Koriander bestreuen.

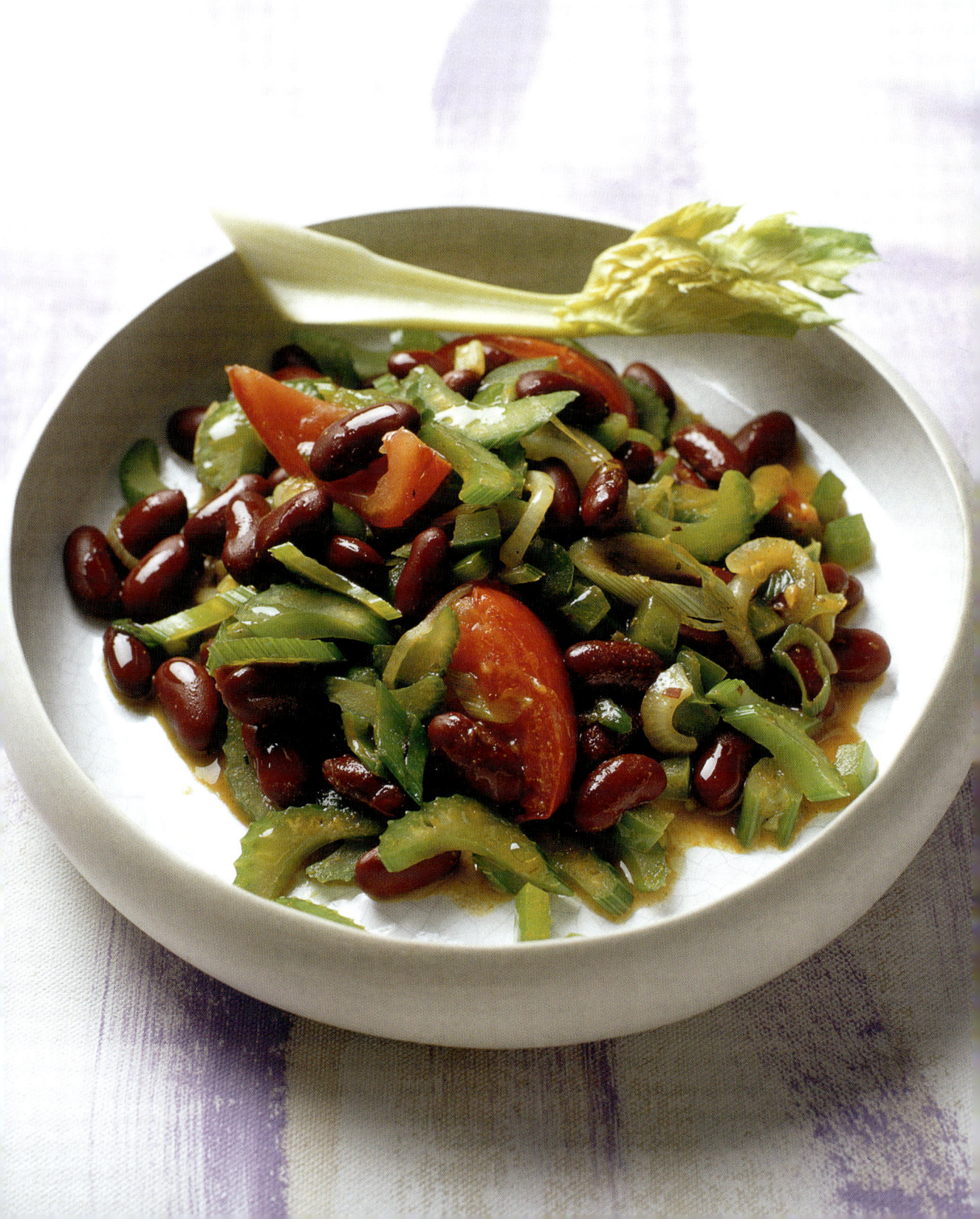

Gemüsegerichte

Blumenkohl-Broccoli-Quiche mit Schinkenwürfelchen

300 g Blumenkohl
300 g Broccoli
½ Paket Blätterteig (Bioqualität)
200 g Schinken am Stück, in Würfelchen geschnitten (oder 200 g geräucherter Mozzarella, gewürfelt)

Guss:
3 Eier
200 ml Vollrahm
1 Prise Safran oder Gelbwurz
Salz, Pfeffer aus der Mühle, Muskatnuss

Den Backofen auf 200 Grad vorheizen. Eine Quiche- oder Kuchenform (24 cm Durchmesser) ausbuttern. Mit dem dünn ausgerollten Teig auslegen, mit einer Gabel mehrmals einstechen und kühlstellen.
Blumenkohl und Broccoli in Röschen zerteilen, die Stiele in Scheiben schneiden und alles zusammen über Dampf weich garen.
Die Blumenkohl- und Broccoliröschen schön auf dem Teigboden verteilen, mit den Köpfchen der Röschen nach oben. Die Schinkenwürfelchen darüberstreuen. Für den Guss Eier und Rahm verrühren, den Safran oder Gelbwurz darin auflösen und kräftig mit Salz, Pfeffer und Muskatnuss abschmecken. Über das Gemüse giessen und die Quiche im vorgeheizten Backofen 30 Minuten backen. Dann auf Unterhitze schalten und nochmals 15 Minuten weiterbacken.

Rosenkohl-Curry

1 EL Rapsöl
1 kleine Zwiebel, fein gehackt
500 g Rosenkohl, geputzt, gewaschen, Strunk kreuzweise eingeschnitten
200 g Karotten, in 4 cm lange, dünne Stäbchen geschnitten
1 EL Currypulver
100 ml Vollrahm
Salz
2 EL Sonnenblumenkerne oder Mandelsplitter

Die Zwiebel im Rapsöl weich dünsten, dann das Gemüse beigeben, gut mischen und zugedeckt bei ganz kleiner Hitze etwa 15 Minuten dünsten. Eventuell wenig Wasser beifügen.
Den Deckel abnehmen und allenfalls noch vorhandene Flüssigkeit verdampfen lassen. Das Currypulver darüberstreuen und kurz mitdünsten, dann sofort mit dem Rahm ablöschen und leicht köcheln lassen. Mit Salz abschmecken.
Die Sonnenblumenkerne oder Mandelsplitter in wenig Öl oder trocken rösten und über das Gemüsecurry streuen.

Eingemachtes Bayaldi

Rezept von Michel Guérard

1 Zucchini, in 2 mm dicke Scheiben geschnitten
1 TL Olivenöl
1 kleine Aubergine, in 2 mm dicke Scheiben geschnitten
100 g Champignons, in 2 mm dicke Scheiben geschnitten
2 Tomaten, in Scheiben geschnitten
Salz, Pfeffer aus der Mühle
1 kleine Knoblauchzehe, gepresst oder fein gehackt
etwas Thymian oder Thymianblüten

Den Backofen auf 200 Grad vorheizen.
2–4 feuerfeste Förmchen (je nach Grösse) mit etwas Olivenöl einfetten.
Das Gemüse lagenweise in die Förmchen schichten, dabei jeweils leicht salzen und pfeffern und den gehackten Knoblauch dazwischen verteilen. Den Thymian darüberstreuen.
Die Förmchen zugedeckt im vorgeheizten Ofen 30 Minuten garen.

Tipp:
Dies ist eine wunderbare Beilage zu grilliertem Fisch oder Fleisch.

Gemüsegerichte

Nudeln mit Cashews und Lauch

140 g Vollkornnudeln
400 g Lauch, in 6 cm lange Stücke,
dann diese längs in Streifen geschnitten
1 EL Raps- oder Olivenöl
1 kleine Chilischote, in feine Streifchen
geschnitten, oder ½ TL Sambal Oelek
2 Knoblauchzehen, fein gehackt
75 g Cashewkerne, halbiert
½ Bund Petersilie, gehackt
Salz

Die Nudeln in Salzwasser al dente kochen. Abgiessen, kalt abschrecken und abtropfen lassen.
Den Lauch über Dampf kurz bissfest garen, auf Küchenpapier abtropfen lassen.
In einer grossen Bratpfanne das Öl erhitzen, darin Chili, Knoblauch und Cashewkerne knusprig braun braten. Den Lauch und die Nudeln beigeben und gut vermischen, die Petersilie dazugeben und mit Salz abschmecken.

Rosenkohl in Haselnussbutter

600 g Rosenkohl, geputzt, gewaschen,
Strunk kreuzweise eingeschnitten
Salz, Pfeffer aus der Mühle

40 g Haselnüsse, grob gehackt
2 TL Butter
evtl. 1 Prise Currypulver
1 EL Petersilie, fein gehackt

Den Rosenkohl über Dampf knackig garen. Auf die Teller geben, salzen, pfeffern.
Die Haselnüsse in der Butter rösten, eventuell eine Prise Currypulver beigeben, die gehackte Petersilie dazugeben, kurz mitbraten und die Mischung über den Rosenkohl geben.

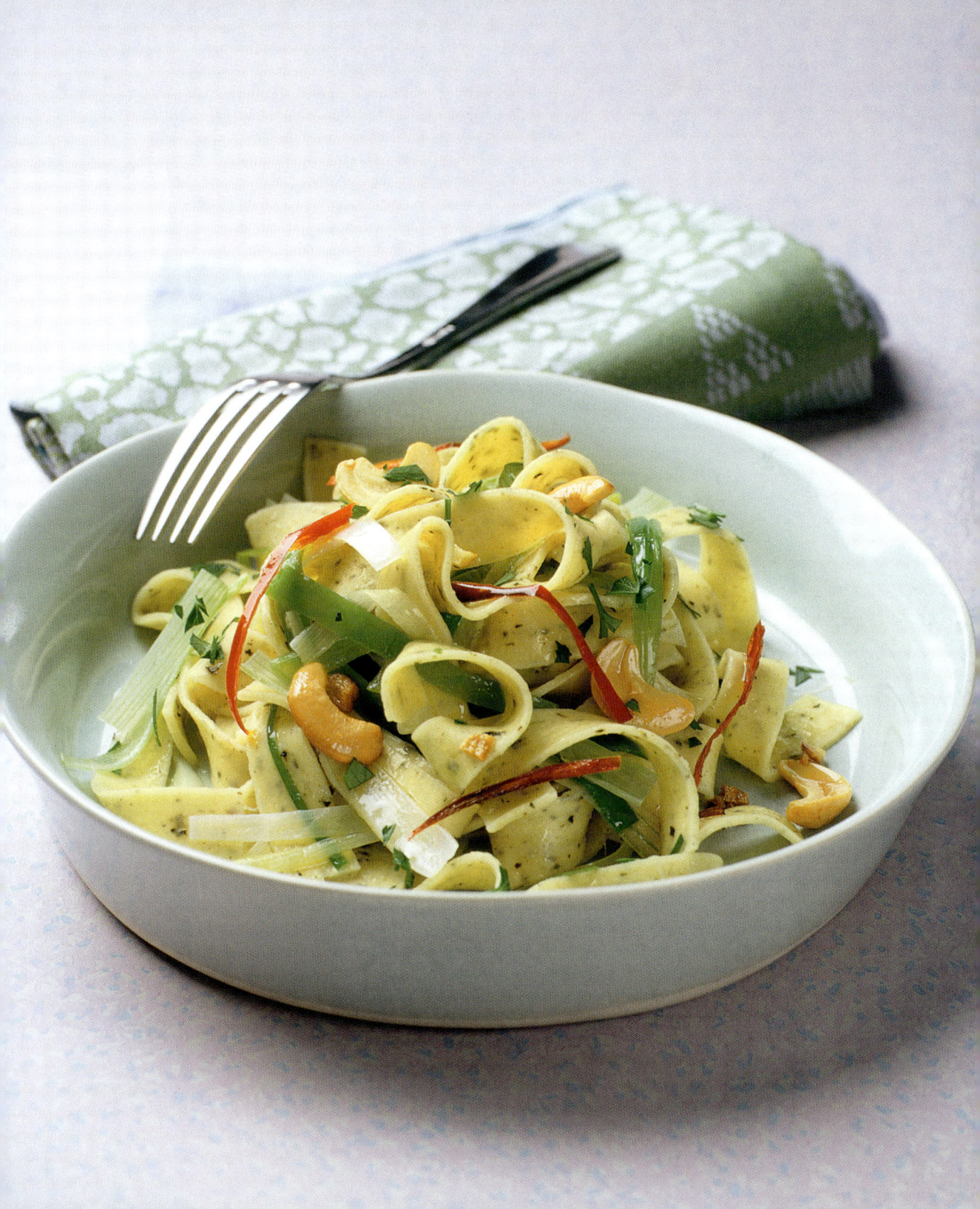

Gemüsegerichte

Spaghetti mit Crevetten und Gemüse

120 g Vollkornspaghetti
1 EL Rapsöl
10 Crevetten, roh, bis auf das Schwanzstück geschält, Darmfaden entfernt
1 Frühlingszwiebel, weisser Teil fein gehackt, Röhrchen in Ringe geschnitten
1 Knoblauchzehe, gepresst
1 Karotte, mit dem Sparschäler in ca. 5 cm lange Streifen geschnitten
50 ml Weisswein
1 TL Gemüsebouillonpulver
ein paar Safranfäden
50 ml Rahm
2 EL tiefgekühlte Erbsen
Salz, Pfeffer aus der Mühle

Die Spaghetti in Salzwasser al dente kochen, abgiessen, kalt abspülen und beiseite stellen.
In einer grossen Bratpfanne das Öl erhitzen und die Crevetten darin kurz anbraten. Herausnehmen. Dann den weissen Teil der Frühlingszwiebeln, Knoblauch und Karottenstreifen etwa 5 Minuten darin braten. Mit dem Weisswein ablöschen, Gemüsebouillon, Safran, Rahm und die Erbsen beigeben und kurz aufkochen.
Die Spaghetti und die Crevetten beifügen, gut mischen und nochmals warm werden lassen. Mit Salz und reichlich Pfeffer abschmecken.

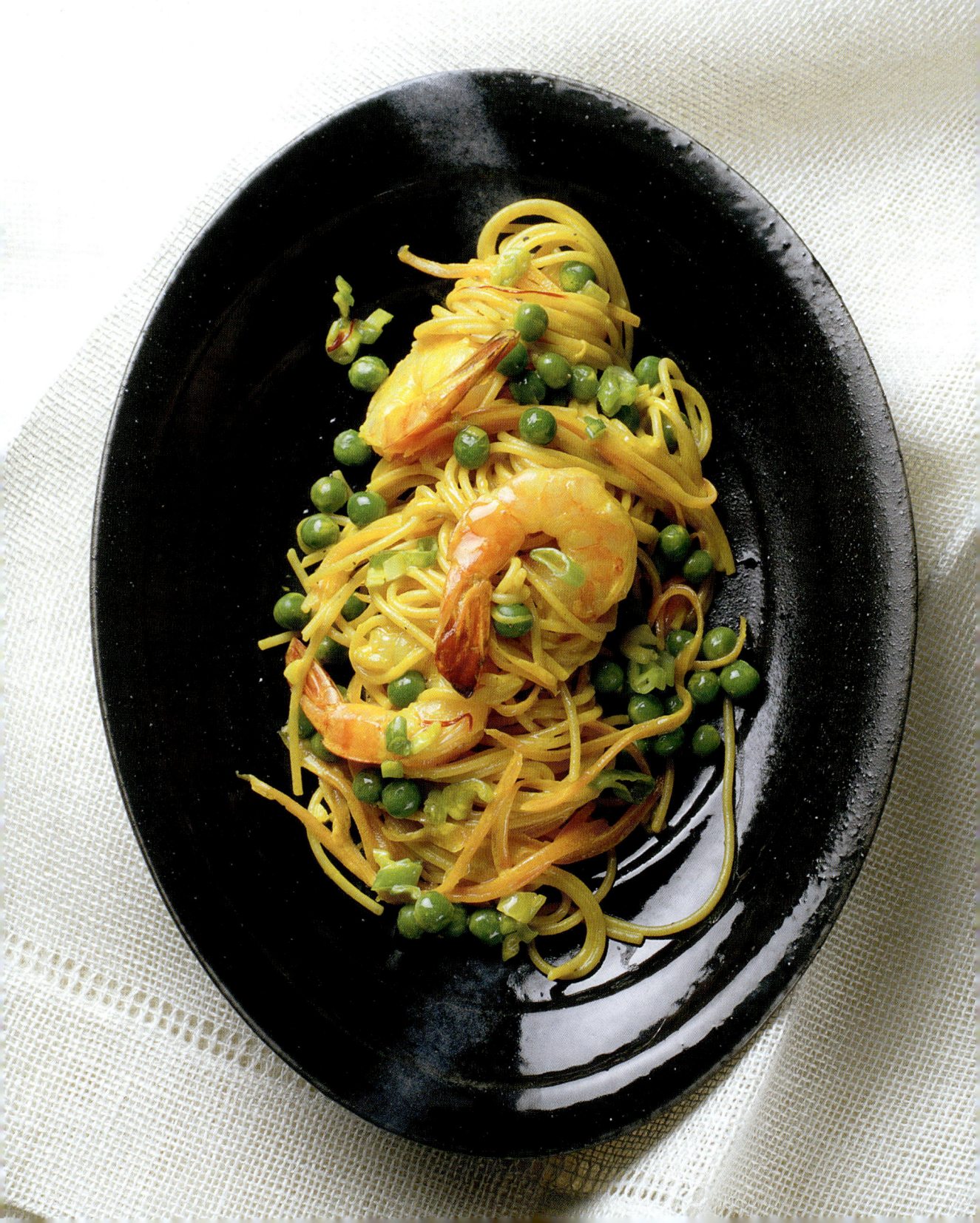

Broccoli mit Mandeln

1 Knoblauchzehe, fein gehackt
1 EL Olivenöl oder Butter
600 g Broccoli, in Röschen zerteilt
50 ml Weisswein
2 EL Mandeln, gehackt
(oder ganze Pinienkerne)
Salz, Pfeffer aus der Mühle

Den Knoblauch im Olivenöl oder in der Butter kurz dünsten, dann die Broccoliröschen beigeben und kurz mitdünsten. Mit dem Weisswein ablöschen und etwa 3 Minuten zugedeckt köcheln lassen. In einem separaten Pfännchen die Mandeln in wenig Butter kurz rösten und am Schluss über den angerichteten und mit Salz und Pfeffer gewürzten Broccoli geben.

Kruskaküchlein

100 g Kruskaschrot
(aus dem Reformhaus oder frisch geschrotet)
200 ml Wasser
100 g Zucchini, sehr klein gewürfelt
100 g Tomaten, entkernt, sehr klein gewürfelt
1 kleine Frühlingszwiebel, samt den Röhrchen sehr fein gehackt
1 Knoblauchzehe, gepresst
1 Zweiglein Basilikum oder Petersilie, fein geschnitten
1 Eigelb
1 TL Mehl (möglichst Vollkorn-)

Öl und Butter gemischt zum Ausbacken

Den Kruskaschrot im Wasser aufkochen, etwa 1 Minute köcheln lassen, dann salzen und abseits vom Herd 20 Minuten ausquellen lassen. Alle übrigen Zutaten zum Getreidebrei geben und gut vermischen. Mit Salz und Pfeffer abschmecken.
Öl und Butter in einer Bratpfanne erhitzen. Den Kruskateig esslöffelweise in die Pfanne geben, mit dem Rücken des Löffels flachdrücken und bei mittlerer Hitze zu möglichst kleinen Küchlein ausbacken; erst wenden, wenn die Oberfläche trocken aussieht.

Tipp:
Statt Zucchini und Tomaten kann man auch 200 g anderes Gemüse nehmen, z.B. eine bereits klein geschnittene Tiefkühlmischung oder Reste vom Vortag.

Überbackene Spinatroulade

*700 g Spinat, gewaschen, entstielt
(oder 200 g tiefgekühlter Spinat)
4 Eigelb
4 Eiweiss, steifgeschlagen
Muskatnuss, Salz, Pfeffer aus der Mühle*

*1 grosse Karotte, sehr klein gewürfelt
2 EL Butter
2 EL Mehl (möglichst Vollkorn-)
250 ml Milch
80 g Greyerzer, gerieben
2 EL geriebener Greyerzer zum Überbacken*

Den Backofen auf 200 Grad vorheizen. Ein Backblech mit Backpapier belegen und das Backpapier leicht einölen.
Den frischen Spinat über Dampf zusammenfallen lassen, etwas auskühlen lassen, dann gut ausdrücken und auf einem grossen Brett sehr fein hacken. (Tiefgekühlten Spinat nur auftauen lassen, ausdrücken und fein hacken.)

Den Spinat in eine Schüssel geben, die Eigelbe daruntermischen und mit Muskatnuss, Salz und Pfeffer kräftig abschmecken. Das steifgeschlagene Eiweiss sorgfältig darunterziehen.
Die Spinatmasse gleichmässig auf das vorbereitete Blech verteilen. Im vorgeheizten Backofen etwa 15 Minuten backen.
In der Zwischenzeit die Karottenwürfelchen in 1 Esslöffel Butter weich dünsten, eventuell wenig Wasser beifügen. Dann den zweiten Esslöffel Butter beifügen, das Mehl darüberstreuen und mit der Milch ablöschen. Kochen, bis eine dicke Creme entstanden ist. Dann den Käse beifügen und nochmals abschmecken.
Die Käsemischung auf den gebackenen Spinat streichen, einrollen und die Rolle in eine gebutterte Gratinform legen. Mit den letzten 2 Esslöffeln Käse bestreuen und im Ofen nochmals 5 Minuten überbacken.

Desserts

Früchte-Quarkmousse

250 g Früchte
1 TL Zitronensaft
1–2 EL Akazienhonig
200 g Quark
150 ml Vollrahm, steifgeschlagen

Die Früchte im Mixer pürieren, dann durch ein Sieb streichen (dies ist nur nötig bei Himbeeren oder Brombeeren).
Das Fruchtpüree mit dem Zitronensaft, dem Honig und dem Quark gut vermischen. Den steifgeschlagenen Rahm darunterziehen.
Die Mousse möglichst 3–4 Stunden im Kühlschrank fest werden lassen.

Tipp:
Alle Früchte können in dieser Art zu einer feinen Dessertmousse verarbeitet werden.

Erdbeeren mit Champagner-Zabaione

200 g Erdbeeren
2 EL Akazienhonig
100 ml Champagner (oder Weisswein, Prosecco, Süssmost)
2 Eigelb
ein paar Pfefferminzblättchen oder gehackte, geröstete Nüsse als Garnitur

Die Hälfte der Erdbeeren vierteln und beiseite stellen.
Die restlichen Erdbeeren zusammen mit 1 Esslöffel Akazienhonig im Mixer pürieren. In 2 Gläser verteilen und die Erdbeerviertel daraufgeben.
Für den Zabaione den Champagner mit einem weiteren Esslöffel Honig und den Eigelben über einem heissen, aber nicht kochenden Wasserbad zu einer dicken Creme aufschlagen.
Den Zabaione über die Erdbeeren geben und mit den Pfefferminzblättchen oder den gehackten Nüssen garnieren.

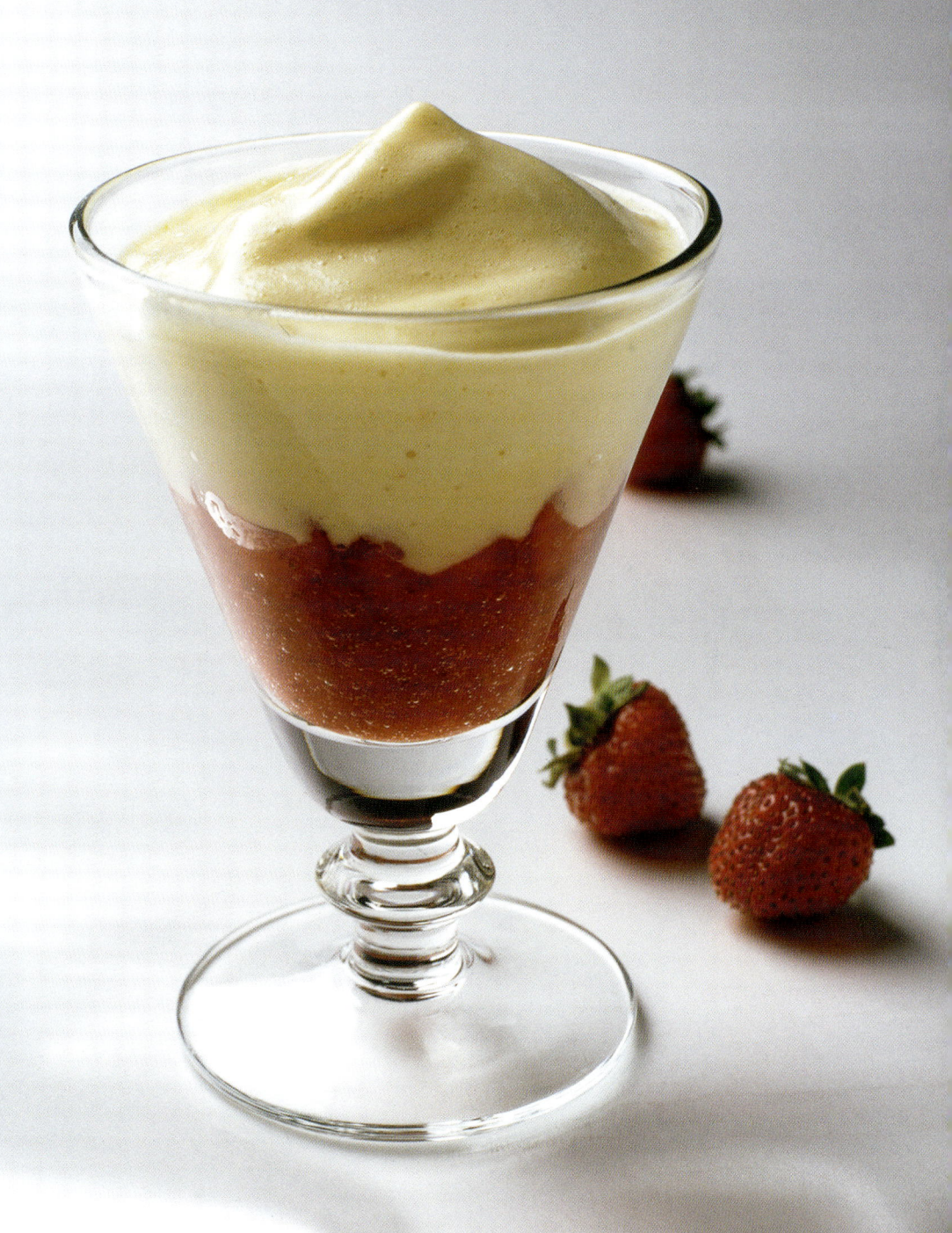

Desserts

Mokkamousse

1 Eigelb
1 EL Akazienhonig
1 Prise Vanillepulver (aus dem Reformhaus)
1–2 TL Instant-Kaffeepulver (evtl. auch koffeinfrei oder Getreidekaffeepulver)
100 g Quark
100 ml Vollrahm, steifgeschlagen

Das Eigelb mit dem Akazienhonig und 1 Teelöffel kaltem Wasser zu einer dicken Creme aufschlagen. Das Vanillepulver und das Kaffeepulver beifügen und weiterschlagen, bis eine homogene Masse entstanden ist. Den Quark daruntermischen und wieder gut verrühren. Schliesslich den geschlagenen Rahm sorgfältig darunterziehen und für mindestens 3 Stunden kühl stellen.

Quarktorte

1 EL weiche Butter
ca. 3 EL Paniermehl

1 kg Magerquark
5 Eier
1 Zitrone, abgeriebene Schale und Saft
100 ml Vollrahm
½ TL Naturvanille (aus dem Reformhaus)
1–2 EL Honig
etwas Zimtpulver

Den Backofen auf 180 Grad vorheizen. Ein Backblech mit Folie belegen. Eine Springform mit Butter ausstreichen und mit Paniermehl ausstreuen.
Die übrigen Zutaten bis auf den Zimt gut verrühren und in die vorbereitete Springform füllen. Die Form auf das Blech stellen und im vorgeheizten Ofen etwa 45 Minuten backen. Die Quarktorte mit Zimt bestreut servieren. Der Kuchen hält sich im Kühlschrank mindestens 1 Woche.

Tipp:
Statt in einer grossen Springform kann der Kuchen auch in Portionenförmchen gebacken werden.

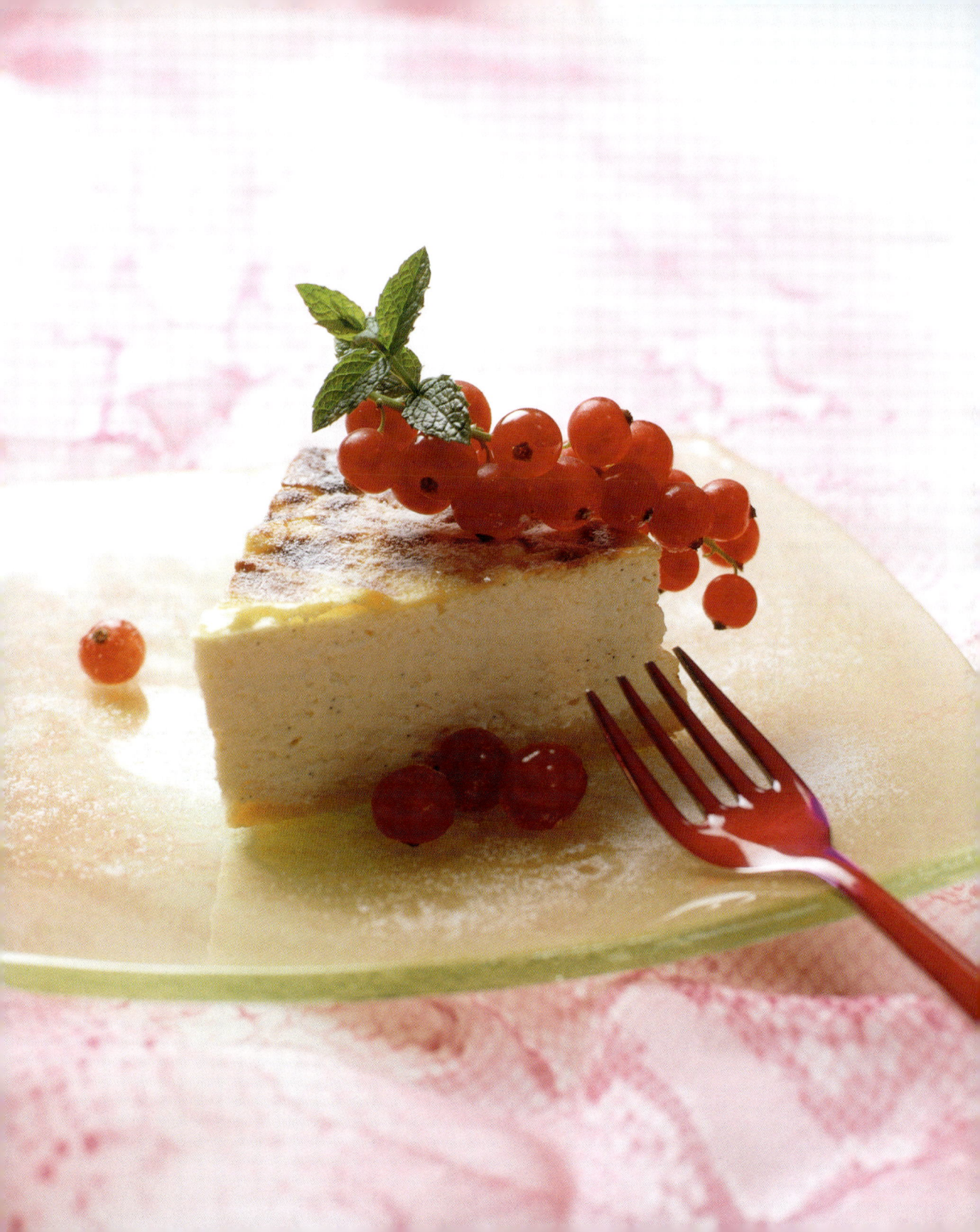

Desserts

Apfeldessert mit Orangen-Honig-Sauce

2 Äpfel
1 Orange, ungespritzt, Schale in feine Zesten geschnitten, Saft ausgepresst
2 EL Drambuie-Likör oder Grand Marnier oder Calvados
1 EL Butter
1 EL Akazienhonig

Mango-Mascarpone-Creme

250 g Mango, in Schnitze geschnitten
1 EL Kirsch
1 EL Akazienhonig
125 g Mascarpone
125 g Magerquark
nach Belieben Schokoladenstreusel oder Pfefferminzblätter als Garnitur

Das Mangofruchtfleisch zusammen mit dem Kirsch und dem Honig pürieren, dabei eventuell ein paar Schnitze zur Dekoration beiseite legen.
Den Mascarpone, dann den Quark darunterziehen und die Creme für mindestens einen Tag kühl stellen, damit sie fest wird. Nach Belieben mit beiseite gelegten Mangoschnitzen und Schokoladenstreusel oder Pfefferminzblättern garnieren.

Die Äpfel halbieren, das Kerngehäuse entfernen und die Früchte in sehr dünne Scheiben schneiden. Die Apfelscheiben mit dem Orangensaft mischen und etwa 2 Minuten leise köcheln lassen. Dann 1 Esslöffel Likör oder Schnaps beigeben und kurz mitköcheln lassen. Die Apfelscheiben in der Flüssigkeit erkalten lassen. Die Apfelscheiben auf 2 Tellern hübsch anrichten.
Den in der Pfanne übriggebliebenen Saft zusammen mit den Orangenzesten, der Butter und dem Honig zu einem hellbraunen, cremeartigen Jus einköcheln lassen. Nochmals einen Esslöffel Likör oder Schnaps beigeben, die Sauce mit dem Schwingbesen gut verrühren und heiss über die Apfelscheiben giessen.

Tipp:
Es kann sein, dass die Äpfel viel Orangensaft aufsaugen. Dann zum Herstellen der Sauce nochmals den Saft einer Orange beifügen.

Schokoladenmousse

200 g dunkle Schokolade
2–4 EL Rum oder Cognac, nach Belieben
400 ml Rahm, sehr steif geschlagen

Die Schokolade zusammen mit Rum oder Cognac in einem Pfännchen ganz langsam schmelzen.
Einen Viertel des steifgeschlagenen Rahms sorgfältig unter die flüssige Schokolade mischen, dann erst den Rest des geschlagenen Rahms darunterziehen. Mindestens 2 Stunden kühl stellen. Die Mousse wird ganz fest und hält sich im Kühlschrank bis zu einer Woche.

Bavarois aux pommes
Bayerische Creme aus rohen Äpfeln

2 Äpfel
1 EL Zitronensaft
¼ TL Natur-Vanillepulver (aus dem Reformhaus)
1–2 EL Kirsch
1–2 EL Akazienhonig
6 Blatt Gelatine, in kaltem Wasser eingeweicht
300 ml Schlagrahm, steifgeschlagen

Die Äpfel schälen, das Kerngehäuse entfernen und die Früchte an der Bircherraffel fein raspeln. Sofort mit Zitronensaft, etwas Vanillepulver, Kirsch und dem Honig vermischen.
Die eingeweichten Gelatineblätter ausdrücken und im Wasserbad auflösen.
Zu den Äpfeln geben und sehr gut daruntermischen. Auskühlen lassen.
Sobald die Mischung am Rand der Schüssel fest zu werden beginnt, den steifgeschlagenen Rahm sorgfältig darunterziehen, in eine grosse Puddingform oder in kleine Förmchen verteilen und im Kühlschrank fest werden lassen.
Zum Anrichten die Form kurz in heisses Wasser tauchen und auf eine Platte bzw. Teller stürzen.

Desserts

Apfelmus mit Rahm und Schokolade

Apfelmus:
2 Äpfel
½ Zitrone, Saft
50 ml Weisswein
1 EL Zucker
1 TL Ingwer, geschält, fein gerieben
½ TL Naturvanille (aus dem Reformhaus)

100 ml Schlagrahm, steifgeschlagen
50 g Bitterschokolade

Die Äpfel schälen, entkernen, in Stücke schneiden. In einer kleinen Pfanne zusammen mit allen anderen Zutaten bis auf Schlagrahm und Schokolade weich kochen. Mixen und im Kühlschrank auskühlen lassen.
Das Apfelmus auf 2 Teller oder in 2 Dessertschalen geben. Den steifgeschlagenen Rahm daraufgeben und mit dem Sparschäler etwas Bitterschokolade darüberhobeln.

Amaretticreme

Rezept von Edith Linder

250 g Mascarpone
250 ml Rahm
60 g Zucker
3 Limonen, Saft und Schale
2 Briefchen Vanillezucker
evtl. Amarettolikör
Amaretti (Biskuits)

Mascarpone, Rahm, Zucker, Limonensaft und -schale mischen und wie Schlagrahm aufschlagen. Den Vanillezucker beigeben und mit Amarettolikör abschmecken.
Die Creme in Dessertschalen oder -gläser geben und mit Amarettibiskuits oder Meringues garnieren. Mindestens 1 Stunde oder bis zum Gebrauch kühl stellen.

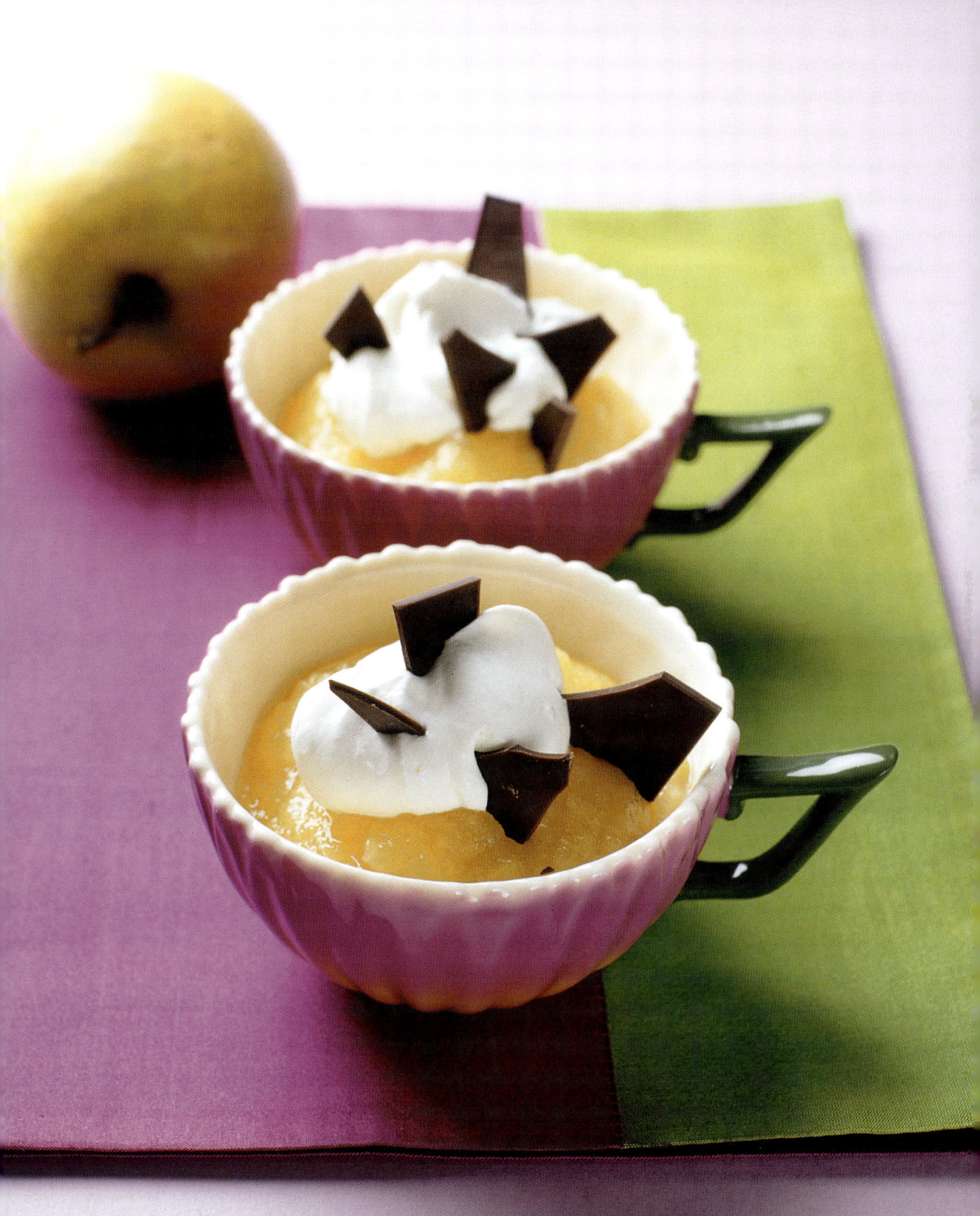

Rezeptverzeichnis

Frühstück
Budwig-Müesli *82*
Cordon-bleu-Omelette *79*
Eieromelette (Grundrezept) *76*
Eieromelette mit Rauchlachs *76*
Knusper-Müesli *84*
Omelette mit Gemüse *78*
Omelette mit Pilzen *78*
Pizza-Omelette *79*
Rührei, baskisches *82*
Smoothie *84*
Ziegenkäse, mariniert *80*

Salate und Lunches
Avocadosalat mit Linsen *88*
Blumenkohlsalat *96*
Crudités mit Gemüsedip *88*
Eier, gefüllte *91*
Eiersalat *91*
Eiersalat auf Salatteller *94*
Guacamole (Avocadocreme) *90*
Linsensalat mit Frischkäse *94*
Mischsalat mit geräucherter
 Forelle *92*
Pouletsalat, amerikanischer *86*
Salat mit Lachsröllchen *96*
Salatteller mit Kürbiskernquark *96*
Tomatensalat mit Avocado *90*

Fleischgerichte
Bollito misto *118*
Fleischfondue, japanisches *116*
Gulasch, Szegediner *102*
Hackfleischauflauf mit Gemüse *114*
Keftedakia (griech. Hackfleisch-
 bällchen) *98*
Kräuter-Pouletflügel *108*
Lammfilets an Rosmarinbutter
 mit gemischtem Gemüse *115*
Lamm-Gemüse-Eintopf *104*

Lammkoteletts, grilliert,
 mit Rotkraut *110*
Pouletbrüstchen im Wirzmantel *106*
Pouletschenkel, grilliert,
 mit Limonensauce *112*
Pouletspiesschen mit Zitrone *112*
Rehragout mit Selleriepüree
 und frischen Steinpilzen *109*
Rindfleischsalat, mariniert,
 mit Blumenkohl und Bohnen *100*
Rindsfiletstreifen mit Chinakohl
 und Pinienkernen *102*
Salatteller mit mariniertem
 Kalbsfilet *108*

Fischgerichte
Baudroie mit Salsa verde *120*
Chicoréegratin mit Rauchlachs *126*
Fisch auf Gemüsebett *131*
Fischfilets mit Crevetten
 und Limonensauce *122*
Fischfilets, gefüllt, auf Lattich *124*
Fischröllchenspiesse *128*
Fischsalat, lauwarmer, mit grüner
 Sauce *126*
Fischtatar *128*
Riesencrevetten mit Kräuter-
 marinade *130*

Gemüsegerichte
Auberginen alla parmigiana *144*
Auberginen mit Knoblauch,
 gebacken *143*
Bahmi goreng (gebackene Nudeln
 mit Gemüse) *132*
Bayaldi, eingemachtes *149*
Blumenkohl-Broccoli-Quiche
 mit Schinkenwürfelchen *148*
Broccoli mit Mandeln *154*

Fagioli alla Margherita (grüne
 und weisse Bohnen) *139*
Fenchel-Tomaten-Gratin *140*
Gemüse und Kartoffeln aus dem
 Römertopf mit Aïoli *143*
Gemüsecurry mit roten Bohnen *146*
Gemüseteller mit Boursin-
 Thun-Sauce *136*
Kohlrabi mit Morchelfüllung *138*
Kruskaküchlein *154*
Nudeln mit Cashews und Lauch *150*
Peperoni mit Käsefüllung,
 gebacken *134*
Rosenkohl in Haselnussbutter *150*
Rosenkohl-Curry *149*
Spaghetti mit Broccoli und
 Sardellen-Knoblauch-Sauce *135*
Spaghetti mit Crevetten
 und Gemüse *152*
Spaghetti mit Ziegenkäse
 und Rucola *142*
Spinatroulade, überbacken *155*
Wintergemüse an Gemüserahm *142*

Desserts
Amaretticreme *162*
Apfeldessert mit Orangen-
 Honig-Sauce *160*
Apfelmus mit Rahm und
 Schokolade *162*
Bavarois aux pommes (Bayerische
 Creme aus rohen Äpfeln) *161*
Erdbeeren mit Champagner-
 Zabaione *156*
Früchte-Quarkmousse *156*
Mango-Mascarpone-Creme *160*
Mokkamousse *158*
Quarktorte *158*
Schokoladenmousse *161*

Literaturverzeichnis

Arndt, Klaus, und Torsten Albers: Handbuch Protein und Aminosäuren, Novagenics Verlag 2004

Banis, Reimar: Durch Energieheilung zu neuem Leben, vianova Verlag, 2. Aufl. 2004

Bieger, Wilfried: CMI – Chronische Multisystemerkrankungen – Stress – Burnout – Depression – Inflammation – CFS – MCS – Fibromyalgie – Migräne, in: Journal für Orthomolekulare Medizin 1(2005)

Hartenbach, Walter: Die Cholesterinlüge. Das Märchen vom bösen Cholesterin, Herbig Verlag 2002

Saul, Andrew W.: «Vitamine und Nahrungsergänzungen. Sicher und wirksam», in: Journal für Orthomolekulare Medizin 1(2006)

Teitelbaum, Jacob: From Fatigued to Fantastic, Verlag Avery, 2001

Willett, Walter C.: Eat, Drink and Be Healthy, Free Press, New York 2005

Wilson, James L.: Adrenal Fatigue – the 21st Century Stress Syndrome, Smart Publications, 5. Aufl. 2003

Internet

Zu Endokrinologie: Übersicht Hormone und ihre Funktion:
www.medizininfo.de/endokrinologie/hormone.htm

Zu Endokrinologie: Hypothalamus und Hypophyse:
www.medizininfo.de/endokrinologie/anatomie/hpo.htm/ht

www.endfatigue.com
www.iherb.com

Die Bücher von Margrit Sulzberger im AT Verlag

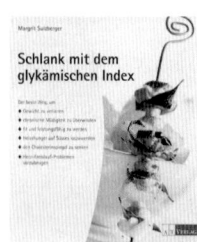

Schlank mit dem glykämischen Index
Der beste Weg, um
- Gewicht zu verlieren
- chronische Müdigkeit zu überwinden
- fit und leistungsfähig zu werden
- Heisshunger auf Süsses loszuwerden
- den Cholesterinspiegel zu senken
- Herz-Kreislauf-Problemen vorzubeugen

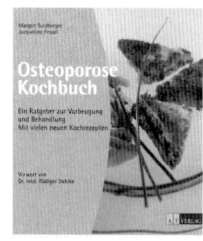

In Zusammenarbeit mit Jacqueline Fessel
Osteoporose-Kochbuch
Ein Ratgeber zur Vorbeugung und Behandlung – Mit vielen neuen Kochrezepten

Bei der Entstehung und Behandlung von Osteoporose spielt die Ernährung eine entscheidende Rolle. Eine praktische Einführung und viele basen-, calcium- und vitalstoffreiche Rezepte, die helfen, Osteoporose vorzubeugen und Abbauprozesse zu stoppen.

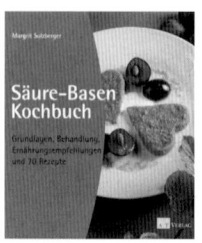

Säure-Basen-Kochbuch
Grundlagen, Behandlung, Ernährungsempfehlungen und 70 Rezepte

Übersäuerung äussert sich in vielfältigen Symptomen. Durch einfache therapeutische Massnahmen und eine geeignete Ernährung kommt der Säure-Basen-Haushalt wieder ins Gleichgewicht.

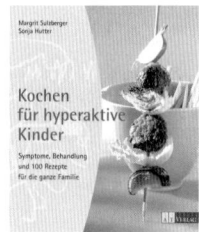

In Zusammenarbeit mit Sonja Hutter
Kochen für hyperaktive Kinder
Symptome, Behandlung und 100 Rezepte für die ganze Familie

Hyperaktivität (auch POS, ADHD oder ADS genannt) nimmt explosionsartig zu. 100 einfache Alltagsrezepte erleichtern die Ernährungsumstellung und befreien von der ernährungsbedingten Störung des Verhaltens. Mit Hinweisen zu Behandlungsmöglichkeiten und begleitenden Therapien.

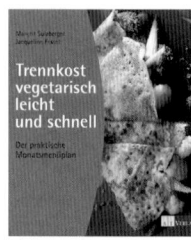

In Zusammenarbeit mit Jacqueline Fessel
Trennkost vegetarisch – leicht und schnell
Der praktische Monatsmenüplan

Trennkost ist der ideale Weg, um auf gesunde Art abzunehmen, Verdauungsbeschwerden wie Übersäuerung, Völlegefühl und Blähungen abzuhelfen und damit Wohlbefinden und Vitalität zu erlangen. Mit 92 vegetarischen Rezepten.

Bücher aus dem AT Verlag

Hedy Lötscher-Gugler
Das Daumen-hoch-Prinzip
Magische Werkzeuge
für ein kraftvolles Leben

Reto Wyss
Stress überwinden mit EFT
Sich durch Klopfakupressur
selbst befreien
Das 21-Tage-Programm

Birgit Frohn
Olivenbaum-Therapie
Ein uraltes Heilmittel neu entdeckt
Mit praktischen Anwendungen für
Schönheit, Vitalität und Gesundheit

Lydia Reutter
**Heilfasten nach Hildegard
von Bingen**
Leib und Seele reinigen

Monika Mayer
Natürlich gesund mit Heilerde

Christopher Vasey
Trink Wasser und bleib gesund
Wasserhaushalt im Körper – Wasser-
mangel und seine Folgen – Wasser
als Medizin

Richard Kellenberger
Friedrich Kopsche
Mineralstoffe nach Dr. Schüssler
Ein Tor zu körperlicher
und seelischer Gesundheit

Christine Kellenberger
Richard Kellenberger
**Äussere Anwendungen der
Mineralstoffe nach Dr. Schüssler**
Berühren und Berührtwerden

Richard Kellenberger
Christine Kellenberger
**Taschenführer
Schüssler-Mineralstoffe**

Ursula Wetter
**Gesund abnehmen
nach dem Stoffwechseltyp**
Metabolic Typing – ein praktischer
Ratgeber mit 60 Rezepten

Reto Wyss
Klopf dich schlank
Erfolgreich abnehmen mit EFT

Esther Infanger/Angelika Welter/
Paul Walter
Gesund abnehmen
Ein praktischer Ratgeber
mit kritischem Diätvergleich

Ursula Wetter
5-Elemente-Küche
Westlich kochen nach der
chinesischen Ernährungslehre

Monika Buchmann
**Fünf-Elemente-Küche
für vier Menschentypen**

Nicky Sitaram Sabnis
Das grosse Ayurveda-Kochbuch
150 einfache, indisch inspirierte
Rezepte

Markus Dürst/Doris Iding/
Johanna Wäfler
**Ayurvedisch kochen
mit den Jahreszeiten**
80 vegetarische Rezepte
mit einheimischen Produkten

Kerstin Rosenberg
**Das Ayurveda-Praxisbuch
für Frauen**
Gesund, schön und sinnlich

Dr. med. Kalpana Bandecat
Kerstin Rosenberg
Ayurveda für Kinder
Vorsorge – Heilkunde – Ernährung

Natalie Zumbrunn-Loosli
Sabine Ferreira-Haller
Diabetes-Kochbuch
Grundlagen, Ernährungs-
empfehlungen und 100 Rezepte

AT Verlag
Stadtturmstrasse 19
CH-5401 Baden
Telefon +41 (0)58 200 44 00
Fax +41 (0)58 200 44 01
E-Mail: info@at-verlag.ch
Internet: www.at-verlag.ch

2. Auflage, 2009

© 2006
AT Verlag, Baden und München
Rezeptfotos: Lotti Bebie, Erlenbach
Fotos Seite 8: Bildagentur Baumann, Würenlingen; Seite 20, 52,
und 62: Jutta Schneider, Malsburg
Gestaltung und Satz: Trix Stäger, Zürich
Lithos: Vogt-Schild Druck, Derendingen
Druck und Bindearbeiten: AZ Druck und Datentechnik, Kempten
Printed in Germany

ISBN 978-3-03800-461-5

www.at-verlag.ch